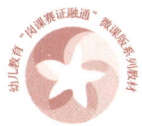

幼儿教育"岗课赛证融通"微课版系列教材

U0647013

Hygiene and Health of Young Children

幼儿卫生与保健

主　编　谢佳宝　董正东　余小云

副主编　余顺华　赵亚楠　刘香伶　张艳华　黄丽群

参　编　陆玉龙　李晓云　周纪玲　蒙姣露

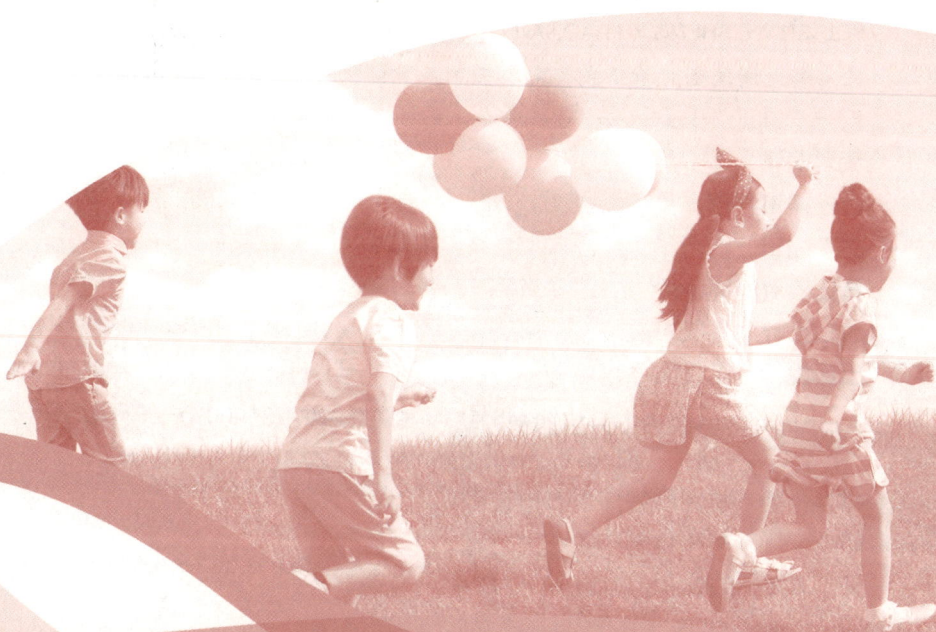

ZHEJIANG UNIVERSITY PRESS
浙江大学出版社
·杭州·

图书在版编目（CIP）数据

幼儿卫生与保健 / 谢佳宝，董正东，余小云主编
. -- 杭州：浙江大学出版社，2024.1
ISBN 978-7-308-24473-2

Ⅰ．①幼… Ⅱ．①谢… ②董… ③余… Ⅲ．①幼儿—
卫生保健 Ⅳ．①R174

中国国家版本馆CIP数据核字(2023)第237781号

幼儿卫生与保健

YOU'ER WEISHENG YU BAOJIAN

主 编 谢佳宝 董正东 余小云

策划编辑 李 晨
责任编辑 李 晨
文字编辑 沈巧华
责任校对 高士吟
装帧设计 春天书装
出版发行 浙江大学出版社
　　　　（杭州市天目山路148号　　邮政编码　310007）
　　　　（网址：http://www.zjupress.com）
排　　版 杭州林智广告有限公司
印　　刷 杭州杭新印务有限公司
开　　本 787mm×1092mm　1/16
印　　张 11.5
字　　数 183千
版 印 次 2024年1月第1版　2024年1月第1次印刷
书　　号 ISBN 978-7-308-24473-2
定　　价 39.90元

　　党的二十大作出"增进民生福祉，提高人民生活品质"的重大部署，"推进健康中国建设"是其中的重要内容之一。"预防为主、防治结合"是健康工作的重要原则，卫生与保健就是从预防角度出发，以维护和增进健康、保护生命、预防疾病、提高身体素质和生活质量为目的所采取的综合防护措施。健康中国建设应从儿童抓起。托幼机构是幼儿生活和发展的主要场所，采取各种卫生与保健措施，对促进幼儿身心健康十分重要。

　　本书结合托幼机构幼儿卫生与保健工作的知识与技能需要进行编写，对正在从事以及打算未来从事幼儿保教相关工作的读者而言，能从中学习幼儿卫生与保健的基本知识与技能，熟悉托幼机构幼儿卫生与保健的工作内容与要求等，从而树立全面、科学的健康观。

　　全书内容分为七章。第一章"幼儿生理特点及卫生保健"，以幼儿八大系统和主要感觉器官为重点，呈现了幼儿的解剖生理特点基础知识，并在此基础上提出了常规的卫生保健建议。第二章"幼儿生长发育及其评价"，总结了幼儿生长发育的规律及影响因素，阐述了幼儿生长发育的主要测量指标及评价方法。第三章"幼儿心理健康及问题干预"，在总结幼儿心理发展特点与健康标志的基础上，梳理了幼儿常见的心理行为问题，并提出了干预措施。第四章"幼儿营养与膳食卫生"，包含营养素、食物的营养价值与利用相关知识，也包含幼儿对营养的需求及合理膳食相关知识。第五章"幼儿身体疾病及其防治"，总结了幼儿常见的传染病和其他常见疾病的发病原因、主要症状及防治措施，并介绍了幼儿生病的迹象、基本护理以及消毒的基本知识。第六章"幼儿安全防护"，概述了幼儿常见意外伤害防治措施及急救技术。第七章"托幼机构环境与保教活动卫生"，结合相关政策，以托幼机构的环境卫生及幼儿一日生活主要活动中的卫生与保健为重点，介绍了托幼机构在幼儿卫生与保健方面主要应做好哪些方面的工作，并强调托幼机构对工作人员、家长及幼儿进行健康教育的重要性，以及家园共育的重要性。

总体来说，本书具有如下特点。

1. 融教、学、做于一体，符合职业教育理念

"教、学、做合一"是技能型人才培养的有效方式，是职业教育重要的教学理念。本书各章的每一节通过"问题情境"提出现实问题，引发读者对本节内容的思考；通过"知识小测"，检验读者对知识点的掌握情况；通过"实训活动"使读者巩固知识，提升综合素养；通过附录中的相关政策法规二维码链接，增强读者的政策法规意识，促进政策法规的进一步落实。

2. 课证融通，对接职业技能标准

本书除了服务于幼儿保教相关专业课程教学外，也服务于保育师国家职业技能考试。幼儿卫生与保健相关知识是托幼机构保教工作开展的理论基础。本书中的"知识小测"题型参考原保育员国家职业技能考试题库真题进行设置，其中标注"*"的试题为题库试题。另外，标注"#"的试题是幼儿园教师资格考试《保教知识与能力》近年真题。这些试题能让读者为后续的职业技能考试或升学打下一定的基础。试题参考答案和附录中增加的幼儿保教相关政策法规，也能供读者学习、参考。

3. 融合媒体，打造多样配套资源

书中以二维码形式呈现的文本资源和微课资源，能拓展读者的学习时间与空间，为读者提供更直观、便利的学习方式，读者可扫描二维码查看。

由于编者经验有限、视野有限，恳请各位读者能提出宝贵的意见和建议，我们将不断修订完善，为读者提供更优的学习内容与更好的阅读体验！

编　者

2022 年 11 月

第一章
幼儿生理特点及卫生保健

⊕ **本章导入**

　　《医经》一书是西方最早的、较完整描述人体结构的论著，其对人体的血液运行、神经分布及内脏器官都有较详细而具体的叙述。维萨里的《人体构造》纠正了之前的许多错误观点，奠定了现代人体解剖学的基础。在我国传统医学中，《黄帝内经》就有人体结构的相关记载。

　　关于人体结构的诸多研究为提高诊断和治疗水平以及医学教育水平提供了必要的材料，能让人从中体会到科学研究是多么不容易，有时可能要付出生命的代价。对于我们来说，了解人体，熟悉幼儿身体各系统、主要感觉器官的解剖生理特点，能为有效开展幼儿卫生与保健工作奠定基础。

⊕ **知识目标**

　　1. 知道人体的基本形态与结构。

　　2. 知道人体的基本生理特征和功能调节。

　　3. 了解人体发展的年龄分期。

　　4. 理解幼儿八大系统、主要感觉器官的特点。

　　5. 熟悉幼儿八大系统、主要感觉器官的卫生保健要点。

⊕ **能力目标**

　　1. 能结合人体结构说明重要器官的位置、系统结构和功能。

　　2. 能结合实际生活提出幼儿生理卫生保健的措施。

⊕ **素质目标**

　　1. 能以发展的眼光看待幼儿的生理发展。

　　2. 关爱幼儿，能用科学的理念与方法对幼儿生理进行卫生保健。

第一节 人体概述

■ 问题情境

　　每一个人都有一个躯体，平时我们常说的"四肢五官""五脏六腑"其实就是人的肉体的形象化的描述。那么人体的基本形态、结构是怎样的呢？

一、人体的基本形态与结构

1.人体的基本形态

　　人体从外形上可分为头、颈、躯干和四肢四部分，如图 1-1 所示。人体的表面有皮肤，皮肤下面有肌肉和骨骼。

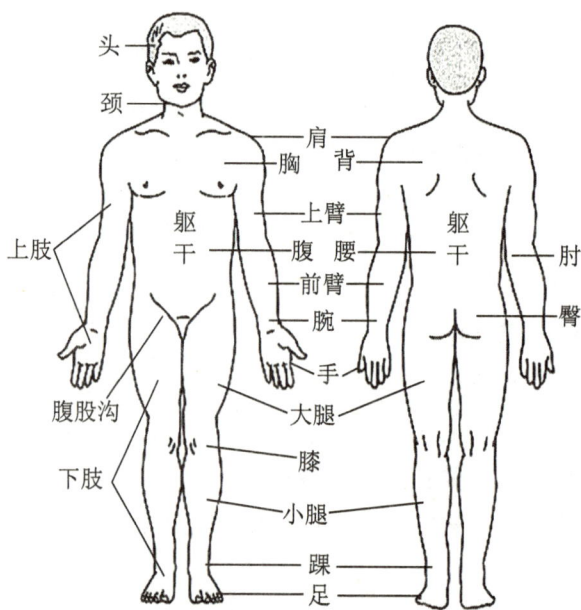

图 1-1　人体的基本形态

　　（1）头。头部骨骼有脑颅与面颅，脑颅比面颅发达，颅腔内容纳脑；面颅上有眼、耳、鼻、口等器官。

　　（2）颈。颈部把头部和躯干部联系起来，较短而运动比较灵活。

　　（3）躯干。躯干前后径小于左右径，适于直立。躯干前面有胸、腹两部分，后面有背、腰、骶三部分。躯干内部的体腔以膈肌为界分为胸腔与腹腔，分别容纳胸、腹腔脏器。胸腔中有心脏、食管、气管和肺等器官。腹腔中有肝脏、脾脏、胃、小肠、大肠等器官。腹腔下方骨盆内的部分叫盆腔，盆腔内有直肠、膀胱，还有生殖器官。

（4）四肢。四肢分为上肢和下肢。上肢分为上臂、前臂和手三部分。上臂和前臂合称为臂，即通常所说的胳膊。上臂和前臂相连的部分叫肘。前臂和手相连的部分叫腕。上肢跟躯干相连部分的上面叫肩，下面叫腋。下肢分为大腿、小腿和足三部分。大腿和小腿相连部分的前面叫膝，后面叫腘。小腿和足相连的部分叫踝。下肢跟躯干相连部分的前面凹沟叫腹股沟。身体背面腰部下方、大腿上方的隆起部分叫臀。

2. 人体的基本结构

（1）细胞。细胞是人体形态、结构、生理功能与生长发育的基本单位。人体大约有 10^{14} 个细胞，按其功能可分为两百余种。细胞能够进行各种生命活动，这与它的化学成分密切相关。组成细胞的化学元素共有 60 多种。其中含量较高而生理功能比较明确的有 20 多种。人体细胞中含量最高的是碳、氢、氧、氮四种元素，还有含量较低的钙、磷、钾、硫、钠、氯、镁等元素，以及铁、锌、氟、锰、铜、碘、钴等 10 多种微量元素。

（2）组织。组织是人体内由许多形态和功能相似的细胞和细胞间质组成的结构。人体的组织根据形态功能不同，可分为上皮组织、结缔组织、肌肉组织和神经组织四类。

（3）器官。器官是指不同组织经发育分化并相互结合构成特定形态和有特定功能的结构。例如，心脏就是循环系统中的一个器官，其中心腔的内皮由上皮组织构成，心壁则主要由心肌组成，还含有一些结缔组织和神经组织。

（4）系统。在人体内，若干功能和结构相近的器官，共同执行某一完整的生理功能而组成系统。人体全身可分为八大系统：呼吸系统、消化系统、神经系统、运动系统、内分泌系统、循环系统、泌尿系统和生殖系统。

二、人体的基本生理特征和功能调节

1. 人体的基本生理特征

（1）新陈代谢。新陈代谢是指机体主动与环境进行物质和能量交换的过程。新陈代谢是人体生命活动最基本的生理特征。新陈代谢一旦停止，生命也就停止了。

（2）生长和发育。生长一般指生命个体的生长，从生物学意义上说，当受精卵开始发育时，即意味着生长开始了。发育是指生命个体在生长的过程中，各组织器官和系统都要经历从简单到复杂的变化过程，直至机体各组织、器官和系统功能完善和成熟。一般说来，性成熟即表明该个体发育成熟，即该个体有了生殖的能力。

（3）生殖。生命体生长发育到一定的阶段后，产生和自己相似的子代个体，称为生殖。亲代和子代无论在形态结构还是生理功能方面都很相似，这种现象称为遗传。亲代和子代每个个体又不完全相同，总会产生一定的差异，这种现象称为变异。

2. 人体的生理功能调节

机体内必须具有一套精确的调节机制，以不断地调节体内各器官、系统的活动，使它们相互协调，密切配合，使机体形成一个统一的整体。这种调节作用主要是通过神经调节、体液调节和自身调节三种方式进行的。

（1）神经调节。神经系统建立了一种相对独立活动的组织形式，它能够将信息从一个部位传到另一个部位，各部位相互独立，互不干扰。信息经过神经元之间或神经元与效应器之间的突触，被传递到靶细胞。神经细胞间的传递是通过神经终末释放的递质来实现的。通过神经系统实现的调节机制，不仅使机体内部联系起来，而且使机体与外部环境联系起来。

（2）体液调节。机体的某些细胞能产生某些特异性化学物质，如内分泌腺细胞分泌的激素，可通过血液循环输送到各处，调节机体的新陈代谢、生长、发育、生殖等功能活动，这种调节称为体液调节。激素可以通过血液循环流经身体的所有部位，但仅具有特异受体的细胞才能对特异的激素产生反应。激素的作用具有选择性，又可能是弥散的，不具体地针对某一种类型的细胞，如甲状腺素能刺激机体总代谢的改变。激素在控制机体代谢、生长和生殖活动中发挥着至关重要的作用。

（3）自身调节。许多组织、细胞自身也能对周围环境的变化做出适应性反应，这种反应是组织、细胞本身的生理特性，不依赖于外来神经和体液因素的作用，因此称为自身调节。例如，当组织细胞的一些代谢产物在组织中含量增加时，能引起局部的血管舒张，使局部血流量增加，从而使积累的代谢产物能被迅速地运走，这种现象又可称为局部体液因素调节。

以上三种调节，各有其特点：神经调节迅速而精确，作用部位较局限，持续时间较短；体液调节效应出现缓慢，作用部位较广泛，持续时间较长；自身调节是作用精确的局部调节，对维持机体细胞自稳态具有重要意义。

三、人体生长发育的年龄分期

从整个过程来看，人体生长发育大致可以划分为如下几个时期。

1. 胎儿期

胎儿期为从受精卵形成开始到胎儿出生剪断脐带之前，约 40 周，共 280 天。前 12 周为胎儿早期，是胎儿身体各器官分化的关键阶段，不良遗传易引起胎儿畸形和其他发育障碍。第 13 ~ 28 周为胎儿中期，第 29 周后为胎儿晚期。这一时期胎儿依母体而生存，母亲的健康、营养及卫生状况均能对胎儿产生影响。因此胎儿期就应注意卫生保健。

2. 新生儿期

出生后的 28 天内为新生儿期。新生儿逐步适应外界环境，但由于其生理调节和适应能力远不够成熟，发病率及死亡率较高，生命在此期间极为脆弱，所以必须科学护理和喂养，帮助其尽快适应环境的变化。

3. 婴儿期

从出生到 1 岁称为婴儿期。这一时期，婴儿来自母体的免疫抗体会逐渐消耗完，自身的免疫功能尚在形成，所以对各种疾病的抵抗能力较弱。另外，婴儿的食物逐渐由流质食物过渡到固体食物，而其消化功能尚不完善，易患各种消化系统疾病。因此，这一时期需重视疾病的预防，进行合理喂养。

4. 幼儿前期

1 ~ 3 岁的幼儿阶段称为幼儿前期（或托儿所年龄期）。这一阶段的幼儿体格发育减慢，中枢神经系统发育较快，对外界环境的适应能力逐渐增强，卫生习惯逐渐养成，但控制能力差，生活经验缺乏，对外界危险没有识别能力，易发生危险；与人交往增多，但免疫力仍低，需预防疾病；逐渐断奶，需合理搭配膳食，保证营养。因此，为幼儿调配合理的膳食，加强安全防护以及注意预防疾病是卫生保健的重点。

5. 学龄前期

3 ~ 6 岁（入小学前）的幼儿所在阶段称为学龄前期。这一时期的幼儿体格发育减慢，但大脑功能发育得更完善，智力发展加快，运动协调能力逐渐完善，但要避免负担过重。幼儿活动范围明显扩大，与外界环境接触日益增多，需积极加强体格锻炼，预防疾病，防止意外事故发生。

6. 学龄期

6岁入小学至青春期前（一般为女孩12岁，男孩13岁）被称为学龄期。成人对儿童的精心照护能为其后期生长发育奠定良好的基础。

7. 青春期

青春期指从人体生长发育的第二个高峰期开始到生长发育基本结束。一般来说，女性的青春期从10～12岁开始，到17～19岁结束，男性晚两年左右。

8. 成人期

一般来说，青春期结束之后，人体生理的生长发育已基本结束，但其心理的生长发育往往还在进行，有时要持续相当长的一段时间才会达到成熟。在保持成熟一段时间后，人的身体开始进入衰老阶段，终点则是死亡。

知识小测

一、单项选择题

1.（　　）是人体形态、结构、生理功能与生长发育的基本单位。

A. 细胞　　　　B. 细胞间质　　　　C. 化学元素　　　　D. 组织

2.（　　）是指生命个体在生长的过程中，各组织器官和系统都要经历从简单到复杂的变化过程，直至机体各组织、器官和系统功能完善和成熟。

A. 新陈代谢　　B. 生长　　　　　C. 发育　　　　　D. 生殖

二、判断题

1. 人体的躯干前后径大于左右径，适于直立。　　　　　　（　　　）

2. 一般来说，青春期结束之后，人体生理的生长发育已基本结束。

（　　　）

三、填空题

1. 人体从外形上可分为_____、_____、_____和_____四部分。

2. 从出生到1岁称为_____期。特别地，出生后的28天内称为_____期。

第二节　幼儿呼吸系统特点及卫生保健

问题情境

　　感受自己的吸气与呼气的过程，每分钟呼吸的次数是多少？小组其他成员呢？在日常生活中我们会发现，幼儿的呼吸频率比大人高，不同年龄段的幼儿呼吸频率也不同，年龄段越小，呼吸相对越快。那么幼儿呼吸系统特点有哪些？如何进行卫生保健工作呢？

一、人体呼吸系统构成及功能

　　呼吸系统是执行呼吸功能的器官的总称。呼吸系统由呼吸道和肺组成，呼吸道包括鼻、咽、喉、气管、支气管，它们是气体进出肺的通道，而肺是机体进行气体交换的场所。人体呼吸系统构成如图1-2所示。各组成部分介绍如下。

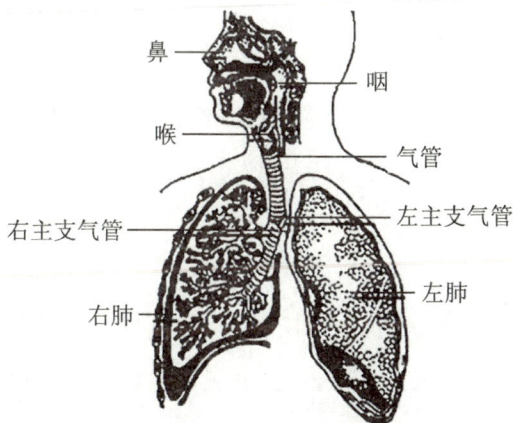

图1-2　人体呼吸系统构成

　　鼻是呼吸的起始部位，包括外鼻、鼻腔和开口于鼻腔的鼻旁窦。

　　咽是前后略扁的漏斗形肌性管道，自上而下分为鼻咽、口咽和喉咽，分别与鼻腔、口腔、喉腔相通。

　　喉由喉软骨和连接软骨的韧带及肌肉构成。声带位于喉腔两侧壁。

　　气管位于颈前正中、食管之前，由环状软骨连结而成，在气管下端有左、右支气管。肺是主要的呼吸器官，位于胸腔内，左右各一个；左肺分为两叶，右肺分为三叶。

肺本身不能自主扩张和收缩，必须依靠胸廓的运动，胸廓扩张时吸气，回缩时呼气。呼吸运动是指胸廓有节律地扩张和回缩。呼吸运动的不断进行，保证了肺泡内气体成分的相对恒定，使血液与肺泡内的气体交换得以不断进行。

二、幼儿呼吸系统的主要特点

1. 鼻

幼儿鼻腔相对短小狭窄，鼻黏膜柔嫩且富含血管，出现感染时鼻黏膜会充血肿胀，导致鼻腔狭窄甚至闭塞，通常会引起幼儿烦躁不安、呼吸困难，甚至引发鼻炎。幼儿的鼻泪管短，鼻腔感染后病菌容易经鼻泪管进入眼内引发眼部疾病。

2. 咽

幼儿的咽鼓管较粗，并且直而短，呈水平位，故上呼吸道的炎症容易经咽鼓管入侵中耳引发中耳炎。扁桃体包括腭扁桃体和咽扁桃体，腭扁桃体1岁末逐渐增大，4～10岁发育达高峰，14～15岁时逐渐退化，故扁桃体炎常见于年长儿，婴儿则少见。

3. 喉

幼儿喉腔窄，声门狭小，黏膜脆弱，黏膜下组织疏松，即使只出现轻度炎症，也易因喉头水肿、呼吸道极度狭窄而出现呼吸困难、声音嘶哑，严重者甚至会发生窒息。

4. 气管和支气管

幼儿的右侧支气管较垂直，异物吸入后更易进入气管或肺部。幼儿气管、支气管管腔相对狭窄，黏膜血管丰富，但黏液分泌量不足，易感染，引发呼吸困难。

5. 肺

在新生儿时期，气管、支气管和毛细支气管壁层均相对较薄，肌肉及结缔组织较少，随着肌肉组织的增加管壁逐渐增厚。幼儿肺脏富有结缔组织，弹力组织发育差，伸缩范围小，肺泡数量少，容量小，每次呼出、吸入的气体也比较少。故幼儿肺感染时，易被黏液堵塞引起间质炎症，并易发生肺气肿及肺后下部坠积性脓血等。

三、幼儿呼吸运动的主要特点

幼儿新陈代谢旺盛，机体需氧量相对比成人高，只能加快呼吸以满足需要，所以年龄越小，呼吸频率越高。新生儿期约为 40 ~ 44 次 / 分，1 岁以内约为 30 次 / 分，1 ~ 3 岁约为 24 次 / 分，4 ~ 7 岁约为 22 次 / 分。小儿膈肌相对较肋间肌发达，且肋骨呈水平位，肋间隙小，呼吸时为腹式呼吸。随着年龄增长，膈肌和腹腔脏器下降，肋骨由水平位变为斜位，胸廓的体积增大，逐渐转化为胸腹式呼吸。7 岁以后逐渐接近成人。

腹式呼吸

四、幼儿呼吸系统的卫生保健要点

1. 创造良好的室内环境

居室应阳光充足，应经常开窗通风，进行湿性扫除，为幼儿提供充足的氧气。初冬室温以 18 ~ 22℃为宜，相对湿度以 45% ~ 55% 为宜。室内不要吸烟，以免污染空气，伤害幼儿的呼吸道。

2. 养成良好的卫生习惯

（1）养成用鼻呼吸的习惯。鼻腔黏膜和鼻毛具有清洁、温暖、湿润空气，减少上呼吸道感染的作用，因此，成人应指导幼儿戒除用口呼吸的习惯，而养成用鼻呼吸的习惯。

（2）戒除挖鼻孔的行为。挖鼻孔会使鼻毛脱落、鼻黏膜受损、血管破裂，且易引起感染，因此，成人应阻止幼儿挖鼻孔，如发现应及时纠正。

（3）避免接触传染源。不要带幼儿去患有感冒或其他传染病的人家中，以防止被传染得病；成人及幼儿应经常洗手，避免手成为传播疾病的媒介。

3. 严防呼吸道异物

培养幼儿安静进餐的习惯，避免幼儿边进食边哭笑，以免食物误入呼吸道，导致气道堵塞，甚至引发窒息；不要让幼儿玩玻璃球、硬币、扣子、豆类等小物体，避免这类物体被幼儿塞入鼻孔或嘴巴，而引起呼吸道堵塞。

4. 合理锻炼

根据幼儿的年龄特征和健康状况，合理组织户外活动和锻炼，如散步、慢跑、踢球或做操等，促进其呼吸器官发育，增加肺活量，提高幼儿对气候变化的适应力和抵抗力。

5. 保护声带

选择适合幼儿音域特点的歌曲或朗读材料，鼓励其用自然、优美的声音唱歌、说话，避免高声喊叫。唱歌应选择空气新鲜的场所，避免尘土飞扬，避免幼儿在冷空气中唱歌。当幼儿咽喉部不适时，要降低其声带使用频率。

知识小测

一、单项选择题

1. 呼吸运动是指（　　　）有节律地扩张和回缩。

A. 鼻　　　　　　　B. 胸廓　　　　　　　C. 咽　　　　　　D. 气管

#2. 教师在组织中班幼儿歌唱活动时，合理的做法是（　　　）。

A. 让幼儿用胸腹式联合呼吸法唱歌　　　B. 鼓励幼儿用最响亮的声音唱歌

C. 鼓励幼儿唱八度以上音域的歌曲　　　D. 要求幼儿用自然的声音唱歌

二、判断题

1. 幼儿为腹式呼吸，成人应指导幼儿用口呼吸。　　　　　　　　　（　　　　）

2. 幼儿进餐时应避免哭笑，以免食物误入呼吸道。　　　　　　　　（　　　　）

三、填空题

1. 呼吸系统由_____和_____组成。

2. 幼儿的右侧支气管较_____，异物吸入后更易进入_____。

第三节　幼儿消化系统特点及卫生保健

问题情境

高士其在《我们肚子里的食客》中这样描述食物进入人体肠胃后的场景：我们这一家细菌大饭店，一开前门便是切菜间，壁上有自来水，长流不息，菜刀上下，石磨两列，排成半圆形，还有粉红色活动的地板……大食堂的设备，较为粗简，然而客座极多，可容无数细菌，一出后门，直通马桶……不然，若任其吃得过火，连墙壁、地板、刀柄都要吃，于是乎人就有口肿、舌烂、牙痛之病了。其中指出了人有口肿、舌烂、牙痛之病的原因。幼儿消化系统发育尚未完善，为避免消化系统疾病，日常该如何进行卫生保健工作呢？

一、人体消化系统构成及功能

人体消化系统由消化道和消化腺组成。消化道包括口腔、咽、食管、胃、小肠、大肠和肛门。消化腺分为两类，一类是位于消化道壁外的大消化腺，如唾液腺、胰腺和肝脏；另一类是分布在消化道壁内的小腺体，如胃腺、肠腺等。消化系统结构如图 1-3 所示。

图 1-3　人体消化系统结构

1. 口腔

口腔是消化道的起始部分，内含牙齿、舌等，三对大唾液腺的导管开口也在口腔。

牙齿是人体最坚硬的器官，人的一生中先后出现两副牙——乳牙和恒牙。根据牙的形态与功能，可以把牙分为切牙（门牙）、尖牙（犬牙）、前磨牙和磨牙。牙齿的发育始于胚胎第 6 周，到出生时婴儿已有 20 个乳牙胚胎。婴儿出生后 6 个月左右开始长出乳牙（一般都是中切牙），13 个月以后萌出被称为出牙延迟。6～12 岁时，乳牙逐渐脱落，被恒牙替代。人的恒牙中有 12 颗恒磨牙，包括第一恒磨牙 4 颗、第二恒磨牙 4 颗、第三恒磨牙 4 颗。第一恒磨牙于幼儿 6 岁左右最先长出，故第一恒磨牙又被称为"六龄齿"；第二恒磨牙一般在 12 岁左右长出；第三恒磨牙一般在 18 岁以后才会长出，因此，第三恒磨牙又被称为"迟牙""智齿"，但第三恒磨牙也有可能终生不会长出，所以，人的恒牙 28～32 颗均属正常。

人体大唾液腺有腮腺、下颌腺和舌下腺三对，唾液腺分泌的唾液可以滋润口腔，湿润与溶解食物，便于吞咽。

2. 食管

口腔后方是咽，咽的下端与食管相连。食物通过食管蠕动被送入胃。

3. 胃

胃呈囊状，具有较大的伸展性，主要功能是暂时贮存食物和完成食物的初步消化。食物在胃内充分混合后形成食糜，并借助胃的运动逐次被推入十二指肠。

4. 肠

小肠包括十二指肠、空肠和回肠，是消化道中最长的一段，一般为 5～6 米。小肠内含有多种汁液，内含大量消化酶，是消化食物和吸收营养

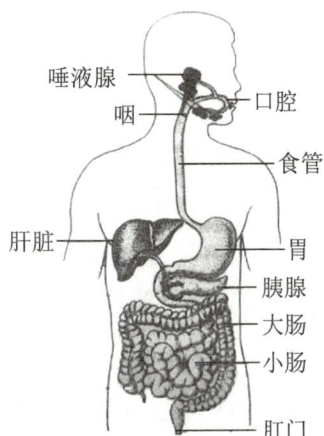

的主要场所。大肠紧连小肠，包括盲肠、阑尾、结肠和直肠，主要功能是进一步吸收水分、无机盐和少量维生素，并将食物残渣转化为粪便。

5. 肝脏

肝脏是人体最大的消化腺，肝脏分泌胆汁并参与代谢。肝脏分泌的胆汁，储存在胆囊。进食后，胆囊收缩，胆汁经胆管流入十二指肠，参与脂肪的消化，并促进脂溶性维生素吸收。肝脏也是机体最重要的物质代谢器官，并具有解毒和储存糖原的功能。

6. 胰腺

胰腺具有分泌胰液和胰岛素的功能。胰腺分泌的胰液通过胰腺管流入十二指肠。胰液含多种消化酶，参与蛋白质、脂肪、淀粉等营养物质的分解。胰腺内还有特殊的细胞群，被称为"胰岛"，其分泌的胰岛素能直接进入血液并随之循环，调节血糖浓度，维持血糖浓度的稳定。

二、幼儿消化系统的主要特点

1. 口腔

（1）唾液腺。足月新生儿出生时已具有较好的吸吮及吞咽能力。新生儿及小婴儿口腔黏膜薄嫩，血管丰富，唾液腺不够发达，口腔黏膜易受损伤和发生局部感染；3～4个月时，唾液腺逐渐发育，唾液分泌开始增加，但婴儿口底浅，尚不能及时吞咽所分泌的全部唾液，常发生生理性流涎。

（2）牙齿。婴儿一般出生6个月左右开始长出乳牙，在1岁末6～8颗乳牙萌出，2～3岁全部乳牙萌出，上、下颌各10颗，如图1-4所示。6～12岁时，乳牙逐渐脱落，被恒牙替代。

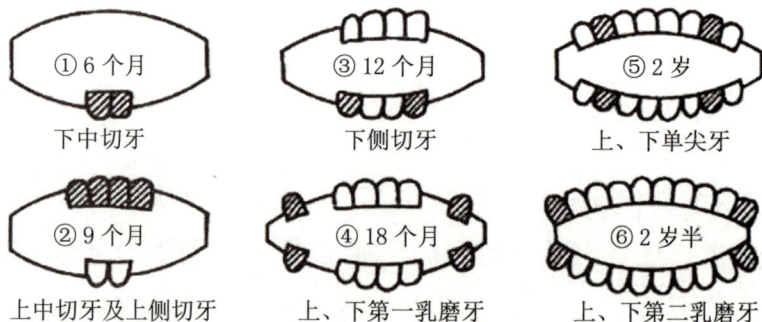

①6个月
下中切牙

③12个月
下侧切牙

⑤2岁
上、下单尖牙

②9个月
上中切牙及上侧切牙

④18个月
上、下第一乳磨牙

⑥2岁半
上、下第二乳磨牙

图1-4 乳牙萌出顺序

2. 食管

幼儿的食管下段贲门括约肌发育不成熟，易发生胃食管反流，引起溢奶，大多数婴儿在 8 ~ 10 个月时反流好转；幼儿的食管比成人短而窄，呈漏斗状，黏膜柔嫩，腺体缺乏，管壁较薄且弹力组织发育较差，易受损伤。

3. 胃

新生儿的胃呈水平位（到会走时逐渐变为垂直位），当吞咽过多空气或摄入较多的液体食物时容易发生溢食现象。幼儿胃壁肌肉薄，伸展性较差，胃容量小，消化能力较弱。

4. 肠

幼儿的肠管相对较长，超过身长 5 ~ 7 倍。肠管径宽，小肠皱襞绒毛数量几乎与成人相等，吸收面积大，加之肠黏膜上的血管、淋巴管丰富，吸收能力强。但由于结肠壁薄，升结肠和直肠与腹后壁的固定性差，幼儿易发生肠套叠、脱肛、肠扭转。幼儿肠蠕动能力比成人弱，易发生肠功能紊乱。

5. 肝脏

幼儿的肝脏相对较大，肝糖原储备量少，但新陈代谢旺盛，在饥饿时易发生低血糖，出现头晕、心慌、出冷汗等症状，严重时还会出现休克。肝脏分泌的胆汁较少，乳化脂肪能力较差。肝脏解毒能力不如成人，抗感染能力较差，但因肝细胞代谢旺盛，再生能力强，在感染后恢复相对快。

6. 胰腺

胰腺有内分泌和外分泌功能，其分泌的胰液参与脂肪、蛋白质和糖类的代谢。婴儿在出生 3 ~ 4 个月后，胰腺得到较快发育，胰液分泌量随之增多。在胰液分泌的各种酶中，淀粉酶出现最晚，且在婴儿出生后的几个月中，淀粉酶的含量和活性都较低。随着幼儿年龄增长，胰腺功能日益完善。

三、幼儿消化系统的卫生保健要点

1. 培养良好的饮食习惯

合理安排饮食，不以零食代替正餐；不暴饮暴食，养成细嚼慢咽的进食习惯；不吃过冷、过热或不干净的食物；在饮食时不要说笑，更不要玩耍。

2. 保持口腔和牙齿的卫生

在婴儿牙齿开始长出后，最好经常用湿纱布擦拭其口腔和牙齿，尤其是吃奶后一定要擦拭干净；幼儿 2 岁左右时引导其学习漱口，3 岁左右引导其学习刷牙，使其养成早晚刷牙、饭后漱口的好习惯；每年定期为幼儿进行口腔检查，发现龋齿等病症时应及时治疗；纠正幼儿某些不良习惯，如咬指甲、吃手指等，培养幼儿双侧牙齿轮流咀嚼的习惯，防止牙列不齐；对六龄齿应及时进行窝沟封闭处理。

3. 饭前饭后运动要适度

饭前剧烈运动会影响食物的消化，饭后剧烈运动会让体内大部分血液涌向肌肉，减弱消化能力。另外，饭后不宜让幼儿立即睡觉，可做些轻微活动后再让其入睡，如散步。

4. 养成定时排便的习惯

尽早对幼儿进行排便训练，防止其因玩耍而使便意被抑制，从而导致便秘。多带幼儿参加户外活动，让其多吃蔬菜、水果，多喝开水，以促进肠胃蠕动，预防便秘。

知识小测

一、单项选择题

*1. 恒牙的数量是（　　　）。

A.20～32　　　　B.25～30　　　　C.14～28　　　　D.28～32

*2. 幼儿肝脏储存糖原少，饥饿时容易发生（　　　）。

A. 咳嗽　　　　B. 发烧　　　　C. 肚子疼　　　　D. 低血糖

二、判断题

1. 肝脏是人体最大的消化腺。　　　　　　　　　　　　　　（　　　）

2. 幼儿饭后易犯困，因此饭后应让幼儿立即睡觉，有助于睡眠。（　　　）

三、填空题

1. 第_____恒磨牙又被称为"六龄齿"，第_____恒磨牙被称为"迟牙""智齿"。

2. 在胰液分泌的各种酶中，_____酶出现得最晚。

第四节　幼儿神经系统特点及卫生保健

问题情境

幼儿玩玩具时经常对玩具换来换去，刚才玩的是小娃娃，玩了不到一会儿又换成了积木，过一会儿又玩其他的，每一个玩具玩的时间都比较短。这反映了幼儿神经系统发展的特点。幼儿神经系统特点有哪些？如何进行卫生保健工作呢？

一、人体神经系统构成及功能

人体各大系统中，神经系统发育最早。人体神经系统由中枢神经系统和周围神经系统组成。中枢神经系统包括脑和脊髓。中枢神经系统是人体的指挥中心，周围神经系统遍布全身，把中枢神经系统和全身各器官联系起来。机体在神经系统的统一调控下完成各项活动。

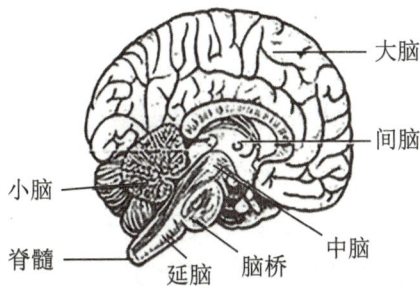

图 1-5　人脑的结构

中枢神经系统包括大脑和脊髓，分别位于颅腔内和脊柱的椎管内。脊髓是中枢神经系统的较低级部分，具有传导和反射功能。人脑由大脑、小脑、间脑和脑干（含中脑、脑桥和延脑）组成，如图 1-5 所示。大脑是中枢神经系统的最高级部分，分为左右半球。

小脑的主要功能是维持身体平衡，协调肌肉活动。间脑分为丘脑和下丘脑。丘脑是皮质下感觉中枢，下丘脑是自主神经的较高级中枢，也控制脑垂体的内分泌活动。脑干分为延脑（也称延髓）、脑桥和中脑，其中延脑分布着呼吸、心跳、血管等生命活动中枢，脑桥分布着吞咽中枢和呕吐中枢，中脑参与维持觉醒和睡眠、保持肌肉的紧张度、维持身体平衡和姿势等。

周围神经系统包括 12 对脑神经、31 对脊神经和自主神经。脑神经支配头部各器官的运动，并接收外界信息，产生感觉和表情。脊神经支配躯干和四肢的运动，并感受刺激。自主神经分交感神经和副交感神经，分布于内脏，体内各脏器均受这两种神经的双重支配，其作用相反。

二、幼儿神经系统的主要特点

1. 大脑发育迅速

新生儿的平均脑重为 370 克，占出生体重的 10% ~ 12%；1 岁时脑重可达 950 克，约为成人脑重的 70%；3 岁时脑重增至 1100 克，约为成人脑重的 80%；6 岁时脑重增至 1250 克，接近成人脑重的 90%。

2. 神经髓鞘化

婴儿刚出生时，神经细胞缺乏髓鞘。3 岁后幼儿的脑发育主要表现为脑细胞体积增大、神经纤维突触连接增多及神经纤维髓鞘化，使神经传导快而准确。6 岁左右幼儿的大脑半球神经传导通路完成髓鞘化，对刺激的反应日益迅速准确。

髓鞘化

3. 大脑容易兴奋、疲劳

幼儿的脑细胞尚处于快速发育阶段，大脑皮质的兴奋和抑制过程发展不均衡，易兴奋，不易抑制，大脑皮层容易疲劳。神经活动以兴奋过程占优势，但兴奋持续时间短、易泛化，表现为易激动，自控力差，注意力不能持续集中，易被新异刺激转移注意力。

4. 小脑发育相对较晚

幼儿的脑干、脊髓发育成熟较早，但小脑发育较晚。3 岁左右时，幼儿的小脑功能才逐渐完善。因此，1 ~ 3 岁的幼儿，其平衡能力和动作协调性较差，走路不稳，容易摔跤。

5. 自主神经发育不全

幼儿的自主神经发育不全，表现在内脏器官的功能活动不稳定，如幼儿的心跳和呼吸较快，节律不稳定，胃肠消化功能容易受情绪的影响等。

三、幼儿神经系统的卫生保健要点

1. 保持空气新鲜

成人脑的耗氧量约占全身耗氧量的 1/4，而幼儿脑的耗氧量几乎占全身耗氧量的 1/2，也就是说，幼儿对缺氧的耐受力不如成人，其生活的环境应空气新鲜。空气污浊对脑细胞损害较大，所以幼儿的房间一定要定时通风。

2. 保证充足睡眠

睡眠是一种保护性抑制，能消除神经细胞的疲劳。入眠后，脑垂体分泌的生长激素多于清醒时。幼儿的年龄越小，需要的睡眠时间越长。但也不可让其睡眠时间过长，以免影响幼儿体格生长和智力发育；体弱儿的睡眠应适当多一些。每个人的体质不同，所需要的睡眠时间可以相差一两个小时。

3. 生活作息合理

为幼儿安排好一天的活动时间和内容，尽量让其按时活动、休息、就餐、睡觉等，使其活动按照一定的规律进行，以减轻神经系统的负担。

4. 提供丰富营养

幼儿的大脑生长发育旺盛，如果营养供给不足，则会影响脑细胞发育及髓鞘化进行。长期营养不良会导致生长发育过缓，甚至影响智力发育。

5. 进行适当锻炼

幼儿进行适当锻炼，可以增强神经系统的调节作用，但同类活动的时间不宜过长。为使大脑两半球均衡发展，锻炼动作应多样化，如两手同时做手指操、攀爬或做幼儿基本体操等。

6.保持愉快情绪

要为幼儿创设良好的生活与社会环境；与幼儿建立良好关系，引导其与同伴和谐相处；坚持正面教育，不伤害幼儿自尊心，以保证幼儿的愉快情绪。

知识小测

一、单项选择题

#1.人体各大系统中发育最早的是（　　）。

　A.淋巴系统　　　　B.生殖系统　　　　C.神经系统　　　　D.消化系统

2.婴儿刚出生时，神经细胞（　　）。

　A.完全髓鞘化　　　B.基本髓鞘化　　　C.初步髓鞘化　　　D.缺乏髓鞘

二、判断题

*1.幼儿大脑皮层容易兴奋，不易疲劳。　　　　　　　　　　（　　　　）

2.幼儿对缺氧的耐受力不如成人。　　　　　　　　　　　　（　　　　）

三、填空题

1.小脑的主要功能是维持_____，协调_____。

2.睡眠是一种_____，能消除神经细胞疲劳。入眠后脑垂体分泌的生长激素_____清醒时。

第五节　幼儿运动系统特点及卫生保健

问题情境

　　生活中我们会看到这样的场景：成人在前面急着走，孩子在后面难以跟上；成人嫌孩子走得慢而发牢骚，孩子因走得累而想让成人抱；成人因为觉得孩子太懒而生气，孩子却感觉很委屈……幼儿运动系统有哪些特点？日常该如何进行卫生保健工作呢？

一、人体运动系统构成及功能

人体运动系统包括骨、骨连结、骨骼肌。人体共有206块骨。骨和骨连结构成人体支架，被称为骨骼，如图1-6所示。骨骼肌则跨过关节，附着在关节两端的骨面上，肌肉收缩牵动骨产生运动，形成各种姿势。运动系统具有运动、支持人体形态、保护内脏器官等功能。

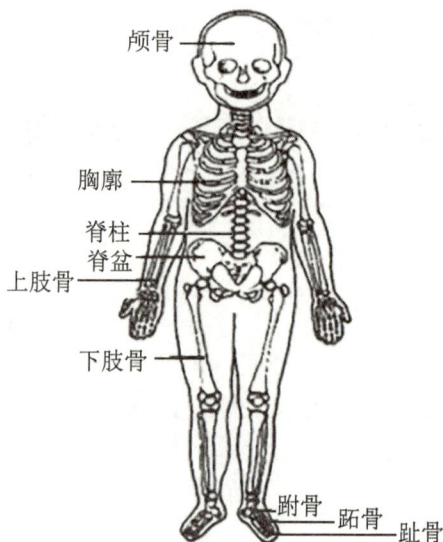

图 1-6　人体骨骼

二、幼儿运动系统的主要特点

总体来看，幼儿骨盆、腕骨、足骨尚未骨化完全，骨的总数比成人多，骨的有机质含量相对较高，无机质较少，因此，骨的韧性较大，不易骨折，但易弯曲变形。

1. 颅骨

颅骨的发育一般通过头围、囟门大小以及骨缝闭合的情况来反映。囟门是婴儿出生时头顶两块没有骨质的"天窗"。囟门有前囟、后囟和侧囟。前囟在幼儿 1 岁至 1 岁半时闭合，没有闭全的囟门外观平坦，稍微凹陷。后囟一般在出生后 6 ~ 8 周闭合。根据囟门的扩张度和闭合的早晚，可推测幼儿的发育状况。

2. 脊柱

新生儿出生后的 1 年内脊柱长得很快。新生儿的脊柱很柔韧，到出生后 3 个月能抬头时脊柱出现第一个弯曲，即颈椎前凸；到 6 个月会坐时出现第二个弯曲，即胸椎后凸；到 1 岁能走时出现第三个弯曲，即腰椎前凸。一般到六七岁时，这些弯曲才被韧带固定，到二十一二岁时才能被完全固定。

脊柱的生长发育

3. 胸廓

胸廓的形状与年龄、性别、健康状况等有关。幼儿的胸廓较短，前后径相对较长，呈圆筒状，肋骨呈水平位。随着年龄增长，开始站立、行走，膈肌下降（3岁以后开始下降至第5肋），肋骨逐渐倾斜，胸部形状开始接近成人。幼儿缺钙易使胸廓前后径扩大或缩小，胸骨突出形成"鸡胸"或胸骨凹陷形成"漏斗胸"。呼吸道疾病或坐姿不正确等也容易导致胸廓畸形。

4. 上肢骨、下肢骨、骨盆

幼儿的上肢骨一般较轻、小，关节灵活度大，容易脱臼。刚出生时腕骨骨骼均是软骨，6个月左右逐渐出现骨化中心，10～13岁才能完成骨化。下肢骨一般较粗大，关节牢固。骨盆由左、右髋骨和骶骨、尾骨以及其间的骨连结构成，髋骨完全愈合的时间很晚，在此之前应注意书写的姿势及外力的不良影响。

5. 足弓

幼儿会站立和行走时，才开始逐渐形成足弓。足弓由跗骨、跖骨的拱形砌合而成，其具有弹性，能缓冲行走和跳跃时对身体和脑所产生的震荡。过于肥胖、长时间走路（站立）、身体负重过重等，都有可能导致足弓塌陷，从而形成扁平足，如图1-7所示。

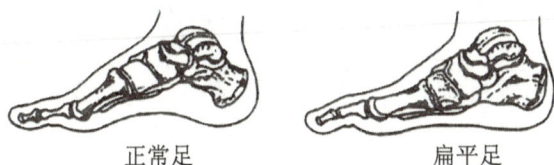

正常足　　　　　　　　扁平足

图1-7　正常足和扁平足

6. 肌肉组织

幼儿的肌肉较成人的柔软，收缩力差，易疲劳和受到损伤，但由于新陈代谢旺盛，疲劳消除得也快。另外，幼儿的各肌肉群的发育不平衡，上、下肢的大肌肉群发育较早，手部的细小肌肉群发育较迟，手部的精细动作发育要到5岁左右才能完成。

7. 关节

幼儿的关节窝浅，关节韧带松弛，关节的伸展性和活动性较强，但关节的牢固性较差，特别是肘关节，当受到强大的外力作用时，容易发生半脱臼或造成"牵拉肘"。

三、幼儿运动系统的卫生保健要点

1. 合理组织活动

让幼儿适当接受阳光照射，有助于预防佝偻病；注意掌握好运动量并为幼儿做好安全保护措施，不让其做剧烈运动和持续时间过久的运动，不让其在坚硬的水泥地面上跑跳，避免过度用力拉扯手臂等。

2. 养成正确姿势

幼儿不应过早站或坐，不宜睡软床或久坐沙发；负重不宜超过体重的1/8，且不宜长时间负重或保持固定姿势；要根据幼儿身高调整桌椅。3～4岁的幼儿在提醒下能自然坐直、站直；4～5岁的幼儿在提醒下能保持正确的站、坐和行走姿势；5～6岁的幼儿要保持正确的站、坐和行走姿势。幼儿坐着时，要求其身体正直不耸肩，胸部、脊柱不前弯；站立时，要求其身子正，腿不弯，挺胸收腹；走路时，要求其抬头挺胸，不全身乱扭。

3. 合理膳食

要注意为幼儿补充优质蛋白质、钙、磷、维生素 A、维生素 D 等营养素，以保证其骨骼的钙化和肌肉的正常发育。

4. 服装宽松适度

幼儿不宜穿过于紧身的衣服，以免影响血液循环，鞋过小会影响足弓的正常发育。衣服、鞋应适度宽松，过于肥大会影响运动，易造成意外伤害。

知识小测

一、单项选择题

*1. 幼儿常见的脱臼是（　　　　）。

A. 肩关节半脱臼　　B. 肘关节半脱臼　　C. 肩关节脱臼　　D. 肘关节脱臼

#2. 为保护幼儿脊柱，成人应该（　　　　）。

A. 推荐幼儿用单肩背包　　　　　　　　B. 鼓励幼儿睡硬床

C. 组织幼儿从高处往水泥地上跳　　　　D. 要求幼儿长时间抬头挺胸站立

二、判断题

1. 幼儿骨的韧性较大，易骨折，不易弯曲变形。　　　　　　（　　　）

2. 人体前囟一般比后囟闭合晚。　　　　　　　　　　　　　（　　　）

三、填空题

1. 运动系统具有运动、支持_____、保护_____等功能。

2. 幼儿鞋过小会影响_____的正常发育。

第六节　幼儿内分泌系统特点及卫生保健

问题情境

一些家长有这样的疑问：是不是生长激素分泌得越多，人长得越高？为了让孩子身体更壮实，是不是应当给孩子吃些营养保健品？幼儿内分泌系统有其特点，要采取正确的卫生保健措施。

一、人体内分泌系统构成及功能

内分泌系统是人体的调节系统，它由许多内分泌腺、内分泌组织和内分泌细胞组成。其主要功能是促进和调节人体生长、发育、性成熟和生殖等生命过程，维持人体内环境的相对稳定。内分泌系统释放的化学物质被称为激素，它直接进入血管、淋巴管内，然后通过血液被运送到全身而发挥作用。激素在体内的含量较低，但对人体的新陈代谢、生长发育和生殖系统机能等起着至关重要的作用。人体内主要的内分泌腺有脑垂体、松果体、甲状腺、甲状旁腺、胸腺、肾上腺、胰腺和性腺等，如图1-8所示。

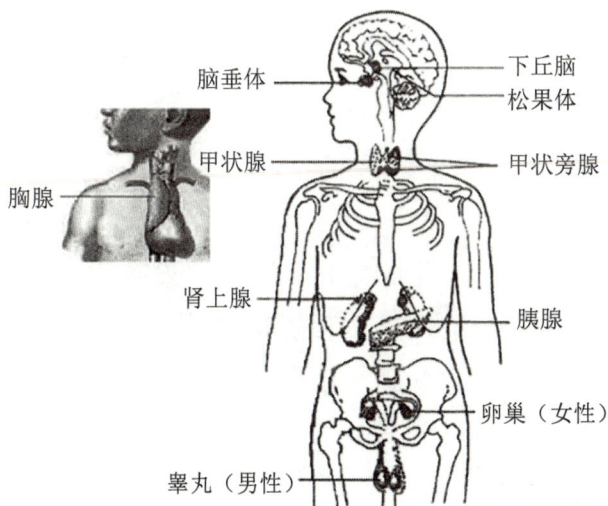

图1-8　人体内分泌系统构成

1. 脑垂体

脑垂体是人体最重要的内分泌器官，它受下丘脑的调节控制，可以分泌促甲状腺素、促肾上腺皮质激素、促性腺素及生长激素等多种激素，对幼儿的生长发育具有极其重要的作用。

2. 甲状腺

甲状腺位于脖颈的前部，是人体最大的内分泌腺。甲状腺分泌甲状腺素，主要作用是调节新陈代谢，兴奋神经系统，促进骨骼生长发育，并对软骨骨化、牙齿生长、脸部外形变化等产生广泛的影响。

3. 胸腺、胰腺

胸腺位于胸骨后，分为左右两叶；胸腺与机体免疫功能密切相关，年幼时胸腺发育不全会影响机体免疫功能的建立，易出现呼吸道、消化道感染疾病。胰岛是散在胰腺腺泡之间的细胞团。胰岛素是胰岛分泌的主要激素，具有调节糖、脂肪及蛋白质代谢的作用，对机体生长十分重要。

4. 其他

（1）松果体。松果体位于背侧丘脑的后上方，呈松子形。松果体分泌的激素可抑制性成熟，防止性早熟。

（2）甲状旁腺。其功能为分泌甲状旁腺激素，有调节机体内钙、磷代谢的作用。

（3）肾上腺。肾上腺皮质受脑垂体调控，主要分泌盐皮质激素、糖皮质激素和少量雄激素，具有调节水盐代谢、调节糖与蛋白质代谢的作用；肾上腺分泌的雄激素可促进第二性征的发育；肾上腺髓质受交感神经支配，分泌肾上腺素和去甲肾上腺素，其作用广泛。

二、幼儿内分泌系统的主要特点

1. 脑垂体

脑垂体在个体出生时已发育良好，但其质量有很大的个体差异，一般在4岁前和青春期的生长最迅速，功能也较活跃。脑垂体分泌的生长激素不足，会导致幼儿生长发育受阻，严重时可能导致侏儒症。生长激素的分泌并非匀速，一般在睡眠期间尤其是夜间深睡眠期间才会大量分泌，这有助于促进幼儿身高的增长和大脑皮层的发育。因此，幼儿睡眠不足或不安，易导致生长激素分泌减少。但生长激素并非分泌越多越好，低龄幼儿脑垂体分泌生长激素过多，可能会导致巨人症。

2. 甲状腺

如果幼儿甲状腺分泌的激素过少，可能会导致"呆小症"（又名克汀病），表现为骨骼生长落后、前囟闭合延迟、智力低下、性发育受阻等。但甲状腺分泌激素过多，又易患甲状腺功能亢进症（又名甲亢），常表现为食量大但身体消瘦、焦虑烦躁、易怒、双眼凸起、心跳和呼吸过快等。

3. 胸腺、胰腺

胸腺在胎儿期和新生儿期快速生长，并持续生长至青春期，青春期后迅速萎缩。先天性无胸腺的幼儿多在5岁前就会夭折。出生1年后，幼儿胰腺外分泌部生长迅速，为出生时的3倍。胰液中淀粉酶出现最晚，因此，出生后3~4个月之内，不宜喂食淀粉类食物。

三、幼儿内分泌系统的卫生保健要点

1. 生活制度合理

合理安排一日生活，注意让幼儿劳逸结合，以促进幼儿内分泌系统的正常发育。生长激素在夜间睡眠期间分泌旺盛，应为幼儿创造适宜的睡眠环境，保证其睡眠时间和质量。

2. 保证碘供应

碘是甲状腺合成甲状腺素所必需的原料，应满足幼儿对碘的需求。一般可通过碘化食盐、紫菜等食物补充。

3. 防止性早熟

有些营养品长期服用可能会在体内累积激素，引发幼儿"性早熟"。因此，生长发育正常的幼儿，不可给其乱吃营养保健品。即使是生长发育异常的幼儿，也应该遵照医生的专业建议摄入药物。

知识小测

一、单项选择题

1. 人体最大的内分泌腺是（　　　）。

A. 脑垂体　　　B. 松果体　　　C. 甲状腺　　　D. 胸腺

2. 脑垂体分泌的生长激素不足，会导致幼儿生长发育受阻，严重时可能导致（　　　）。

A. 巨人症　　　B. 侏儒症　　　C. 呆小症　　　D. 亢进

二、判断题

1. 内分泌系统释放的化学物质被称为激素，它直接进入血管、淋巴管内，然后通过血液被运送到全身而发挥作用。（　　　）

2. 为保证幼儿生长发育正常，应经常为其提供营养保健品。（　　　）

三、填空题

*1. 入眠后人体生长激素大量分泌，这有助于促进幼儿身高的_____和大脑皮层的_____。

2. _____是甲状腺合成_____所必需的原料，应满足幼儿的需求。一般可通过碘化食盐、紫菜等食物补充。

第七节　幼儿循环系统特点及卫生保健

■ 问题情境

4 岁的文文流鼻血，过了很久才止住，妈妈担心孩子是不是有什么问题；一位宝妈经常给孩子穿比较紧的衣服……与幼儿循环系统特点及卫生保健有关的知识需要普及至家庭。

一、人体循环系统构成及功能

人体循环系统是由心血管系统（或称血液循环系统）和淋巴循环系统组成的，如图 1-9 所示。其中，心血管系统由心脏、血管以及它们当中流淌不息的血液构成，其主要作用是运输氧气、营养物质和一部分二氧化碳及一些代谢废物。淋巴循环系统是心血管系统的辅助系统，它的主要功能是消灭细菌、抵御病毒侵扰，排泄体内产生的废物。

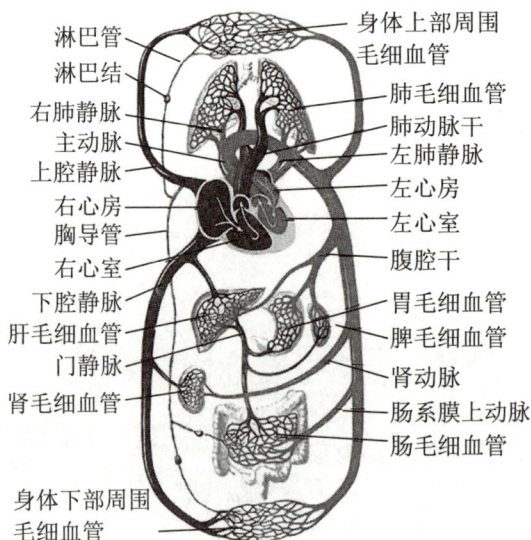

图 1-9　人体循环系统构成

血液由血浆和血细胞组成，正常成人血液总量占体重的7%～8%。血浆是血液的液体成分，90%～92%是水分。血细胞是血液的有形成分，包括红细胞、白细胞和血小板等。

红细胞中含有血红蛋白，负责携带氧和二氧化碳。白细胞是一类无色、有核的血细胞，包括中性粒细胞、嗜酸性粒细胞、嗜碱性粒细胞、淋巴细胞和单核细胞5种类型。中性粒细胞和单核细胞具有吞噬外来微生物和机体自身坏死组织及衰老细胞的功能；嗜酸性粒细胞能够杀伤细菌和寄生虫，是免疫反应和过敏反应过程中极为重要的细胞；嗜碱性粒细胞能够通过释放组胺等活性物质参与超敏反应，是参与变态反应的一类效应细胞；淋巴细胞具有免疫应答功能。一旦出现细菌感染，机体白细胞和中性粒细胞将增多，这是人体"防御反应"的一种表现。血小板不具有完整的细胞结构，其具有加速凝血、促进止血的功能。

心脏是血液循环系统的动力器官，它通过有节律地收缩和舒张，使血液在全身循环流动。心脏每次收缩射出的血量叫每搏输出量，是衡量心脏工作能力大小的指标。

血管遍布人体全身，根据血流方向和管壁结构不同，分为动脉、静脉和毛细血管。动脉把血液从心脏运送到全身，其管壁厚、弹性大，管内血流速度大，多分布在身体较深的部位，体表如腕部、颈部也能摸到动脉的搏动。静脉把血液从身体各部位运回心脏，其管壁薄、弹性小，管内血流速度小，分布有深有浅，分布于体表的叫皮下静脉。毛细血管遍布各器官组织，是连接动脉和静脉的网状结构管道，其管径细小、管壁极薄，血流速度极小，这些特点使毛细血管成为血液与组织液之间物质和气体交换的高效场所。

二、幼儿循环系统的主要特点

1. 心脏

（1）心脏重量随幼儿年龄的增大而增加，但心脏重量增加的幅度小于其体重增加的幅度。例如，新生儿的心脏重20～25克，占其体重的0.8%；1～2岁时心脏重量达60克，占其体重的0.5%。出生后第一年心脏重量增长最快，7～9岁及青春期时，增长再次加快。

（2）新生儿心脏的容积仅为20～22毫升，2岁半时心脏容积增加至60毫升左右，之后增加相对缓慢，进入青春期后心脏容积又迅速增加。

（3）幼儿心脏的排血量小，心脏收缩功能弱，加之新陈代谢旺盛，身体组织需要更多的血液供应，因此，只有增加搏动次数才能满足身体需要。1岁以内婴儿心率平均每分钟为110～130次，2～3岁为100～120次，4～7岁为80～100次。幼儿发热时，体温每上升1℃，心跳每分钟加快10～15次。

2. 血液

（1）幼儿血容量相对成人较高。新生儿血容量约占体重的10%，平均300毫升；儿童约占体重的8%～10%；成人血容量约占体重的6%～8%。

（2）幼儿出血时血液凝固得很慢。因为幼儿的血浆水分多，凝血物质少，所以出血时血液凝固较慢。例如，新生儿出血需要8～10分钟血液才能凝固，幼儿需要4～6分钟，而成人则只需要3～4分钟。

（3）幼儿的红细胞数目和血红蛋白量不稳定，出生后2～3个月达到最低水平，易出现生理性贫血，此后两者的数量又逐渐增加，至12岁左右达到成人水平。

（4）幼儿的白细胞中，中性粒细胞比例小，机体抵抗能力差，出现感染时容易扩散。

3. 血管

（1）幼儿血管的管径粗，毛细血管丰富，因此血流量大，供给机体的血液丰富，身体得到的氧气和营养物质比较充足。

（2）幼儿血管的管壁薄、弹性小，随着年龄增加，血管壁逐渐增厚，弹力纤维增多，到12岁时动脉血管的发育成熟程度与成人接近。

（3）幼儿血压低。幼儿心肌力量弱，心脏每搏输出血液量少，加之血管较粗，血液在血管中的流动阻力小，即血压低于成人。随着年龄的增长，血压会逐渐升高。

三、幼儿循环系统的卫生保健要点

1. 适当锻炼，增强心血管功能

经常运动可使心肌收缩力增强，心脏每搏输出量增加，心率减慢。但幼儿的心肌纤维过细，过量运动不利于身体机能的恢复。因此，运动时间和运动强度应考虑幼儿年龄和体质等情况。另外，运动前要指导幼儿做好准备活动，运动后要做好整理活动，尤其是比较剧烈的活动不宜让其突然停止，以免引起暂时性脑缺血。

2.合理膳食，预防贫血

幼儿生长发育快，对铁元素的吸收率低，容易发生缺铁性贫血。因此，日常饮食应注意多吃含铁元素丰富、易吸收的食品，同时注意纠正幼儿偏食、挑食的行为。如果幼儿被诊断为贫血，就要按医嘱用药治疗，不要自行停药或不按要求复查。

3.合理作息，劳逸结合

要保证幼儿有充足的睡眠时间，使其不熬夜，合理作息，并避免长时间的精神紧张和剧烈运动，以免对心脏造成过大的负担。

4.衣服宽松舒适，血液循环畅通

紧身的衣服会影响血液的流动和养料、氧气的供给，如幼儿的身体被紧身的衣服束缚，会影响上、下腔静脉血液流回心脏。过紧的衣服对循环不利，会影响对大脑的供血。腰带或脚踝袜子会影响幼儿腹部或下肢的血液循环。

知识小测

一、单项选择题

1.（   ）中含有血红蛋白，负责携带氧和二氧化碳。

A. 血浆　　　　　B. 红细胞　　　　　　C. 白细胞　　　　　　D. 血小板

2.经常运动可使（   ）。

A. 心肌收缩力减弱　　　　　　B. 心脏每搏输出量减少

C. 心跳减慢　　　　　　　　　D. 暂时性脑缺血

二、判断题

1.血浆是血液的液体成分，90% 以上是水分。　　　　　　（　　）

2.幼儿血管细，毛细血管丰富，因此血流量较小。　　　　　（　　）

三、填空题

1.心脏每次收缩射出的血量叫_____，是衡量_____的指标。

2.紧身的衣服会影响_____的流动和_____的供给。

第八节　幼儿泌尿和生殖系统特点及卫生保健

■ 问题情境

　　在幼儿园里，马老师每天安排幼儿定时喝水，在幼儿喝完第一次倒的水后，还会提醒幼儿："哪位小朋友还要喝水，老师再帮你倒哦。"在幼儿如厕方面，马老师除了定时安排幼儿如厕，还会提醒幼儿："哪位小朋友需要去厕所了，要及时去哟。"托幼机构保育的基础是对幼儿生理特点的掌握。那么幼儿泌尿系统的特点与卫生保健基础知识有哪些呢？

一、人体泌尿系统和生殖系统构成及功能

1. 人体泌尿系统构成及功能

　　人体泌尿系统由肾、输尿管、膀胱和尿道组成，如图 1-10 所示，其功能分别是泌尿、输尿、储尿和排尿。人体绝大部分代谢产物是通过泌尿系统以尿的形式排出体外的。

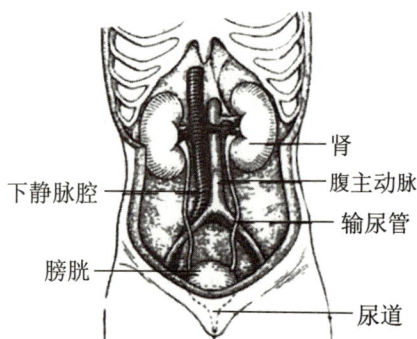

图 1-10　人体泌尿系统构成

　　肾位于腹腔后上部，脊柱两旁，左右各一个。肾由皮质、髓质、肾盂构成。肾皮质由 100 多万个肾单位（肾小球、肾小囊和肾小管）组成。肾小球为球状毛细血管网，具有过滤血液、形成原尿的作用；肾小囊是包绕在肾小球外面的凹陷的双层囊，其作用是容纳肾小球产生的原尿并将其输送到肾小管；肾小管能对原尿中的有用物质进行重吸收。

　　输尿管是输送尿液的一对细长管道，管壁由平滑肌组成，将尿液从肾盂向下送入膀胱。

膀胱位于盆腔内，其大小、形状、位置及壁的厚薄具有年龄差异。膀胱通向尿道的开口处有尿道括约肌，受大脑皮质排尿中枢控制，舒张时，尿道口开放而排尿。

尿道是膀胱通向体外的排尿管道。

2. 人体生殖系统构成及功能

人体生殖系统由内生殖器和外生殖器两部分组成。男性内生殖器由睾丸、附睾、输精管、精囊、射精管和前列腺等组成，外生殖器则包括阴囊和阴茎。其中，睾丸是男性的主要性器官，有分泌雄激素和产生精子的功能。女性内生殖器由卵巢、输卵管、子宫和阴道组成。女性外生殖器又叫外阴，由阴阜、大阴唇、小阴唇、阴道前庭及前庭大腺等组成。其中，卵巢是女性的主要性器官，它能够产生卵子和分泌雌性激素、孕激素及少量的雄激素。

二、幼儿泌尿系统和生殖系统的主要特点

1. 幼儿泌尿系统的主要特点

（1）肾。新生儿的肾相对较大，出生时双肾重量约25克，约占其体重的1/120。2岁以下的幼儿肾表面凹凸不平，呈分叶状，位置较低，腹部触诊容易扪及。肾表面分叶至2～4岁时才消失。随着躯体长高，肾脏位置逐渐升高，最后到达腰部。幼儿年龄越小，未成熟的肾单位越多，所以当幼儿患肾病时，不仅损害肾功能，也影响肾脏发育。另外，年龄越小，肾小管越短，对水分的重吸收和浓缩功能越差，表现为尿量较多。

（2）输尿管。幼儿的输尿管较长且弯曲，管壁肌肉及弹力纤维发育不良，容易扩张及扭曲导致梗阻，造成尿流不畅，从而诱发感染。

（3）膀胱。幼儿的膀胱位置较高，尿液充盈时易升入腹腔，易被误认为是腹部包块。幼儿的膀胱容量较小，黏膜柔嫩，肌肉层及弹力纤维发育不良，储尿功能差，但新陈代谢旺盛，需水量大，总尿量也较大，因此排尿较频繁，如1岁时每天排尿15～16次，2～3岁时每天排尿10次左右，4～7岁时每天排尿6～7次。幼儿排尿调节能力较差，对排尿的控制需要成熟的大脑皮层，通常在2岁左右白天能自主控制，3岁左右夜间能控制。

（4）尿道。幼儿的尿道较短，女童的尿道更短，其外口暴露且接近肛门，易受粪便污染。无论男童女童，由于尿道短，黏膜柔嫩，又跟外界相通，很容易受到感染。

2. 幼儿生殖系统发展的主要特点

生殖系统由内生殖器和外生殖器两部分组成。幼儿的各个生殖器官生长发育十分缓慢，呈现幼稚状态。进入青春期后，各个生殖器官会迅速发育，直至成熟。

三、幼儿泌尿系统和生殖系统的卫生保健要点

1. 幼儿泌尿系统的卫生保健要点

（1）保证饮水。适量的饮水能保证体内废物被及时排出。尿液在泌尿系统中从上而下地流动，对泌尿系统起到冲刷作用，能减少感染。成人应及时提醒幼儿喝水。过量摄入钠可能增加肾脏的负担，对幼儿的健康不利，因此要尽量减少盐的摄入。

（2）养成及时排尿习惯。1~3岁是排尿训练的最佳时机，排尿训练的最佳季节是春季和夏季。一般1岁的幼儿会表示要大小便，2~3岁后夜间不小便，4~5岁后不尿床。

（3）注意卫生。幼儿在1岁后不要直接坐在地上玩，尽量不让其穿开裆裤。对于女童来说，大便后、睡觉前给其清洗外阴等部位，且要用专用的毛巾和盆；大便擦拭要从前向后，避免细菌污染。

（4）避免肾炎。避免诱发肾炎的因素，如上呼吸道感染、扁桃体炎、皮肤化脓性感染等，出现病变及时治疗，不能耽误。

2. 幼儿生殖系统的卫生保健要点

（1）保持外部清洁。引导幼儿养成每天清洗外生殖器的习惯，内衣裤最好每天换洗，幼儿着装应宽松透气，材质以纯棉为宜。

（2）注意早熟倾向。一旦发现幼儿出现习惯性擦腿动作等现象，成人要以有趣的故事或活动等转移其注意力，并查明发生原因，若出现早熟倾向应及时就医。

（3）正确面对性问题。例如，在生活中选择适当时机，自然地让幼儿认识自己的身体，尤其要让幼儿认识到生殖器官与人体其他器官一样并不神秘。在被问及有关性的问题时要不回避、不遮掩，自然地用其能理解的方式进行解答，满足其好奇心，而且在取名、着装、生活用品选择等方面要根据性别分别对待。还要告知幼儿，身体被内衣裤遮盖的部分，要保护好，提高其安全意识。

知识小测

一、单项选择题

1. 幼儿排尿调节能力较差，通常在（　　　）岁左右白天能自主控制。

A.1　　　　　　　　　　B.2　　　　　　　　　　C.3　　　　　　　　　　D.4

*2.（　　　）能预防幼儿泌尿系统感染。

A. 从后向前擦屁股　　　　　　　　B. 睡前不盥洗

C. 充足饮水　　　　　　　　　　　D. 清洗外阴的毛巾不用消毒

二、判断题

1. 膀胱位于盆腔内，其大小、形状在人体生长发育中保持不变。（　　　）

2. 幼儿的各个生殖器官生长发育十分缓慢，呈现幼稚状态。　（　　　）

三、填空题

*1. 泌尿系统由＿＿＿＿＿＿＿、输尿管、＿＿＿＿＿＿＿和尿道组成。

*2. ＿＿＿＿＿＿＿岁是幼儿排尿训练的最佳时机，排尿训练的最佳季节是＿＿＿＿＿＿＿。

第九节　幼儿主要感觉器官特点及卫生保健

问题情境

《3～6岁儿童学习与发展指南》中关于幼儿看电视等的时间规定如下：3～4岁幼儿连续看电视等不超过15分钟，4～5岁幼儿连续看电视等不超过20分钟，5～6岁幼儿连续看电视等不超过30分钟。对幼儿看电视的时间做出这样的规定与幼儿视力的发展特点有关。那么幼儿各主要感觉器官有哪些发展特点？又有哪些需要注意的事项呢？

一、人体主要的感觉器官及功能

感觉是人们认识世界的途径，遍布全身的微小感受器通过神经末梢将环境刺激传入大脑。感受器的组成形式多样，有些是外周感觉神经末梢本身，如皮肤能感受触压觉、温觉、冷觉、痛觉等；而对与机体生存密切相关的感觉来说，体内存在着一些结构和功能上高度分化的感受细胞，这些感受细胞连同它们的非神经性附属结构，构成各种复杂的感觉器官。在前述八大系统的基础上，此处介绍人体最大的感觉器官——皮肤，以及位听器官——耳、视觉器官——眼、嗅觉器官——鼻、味觉器官——舌。

1. 皮肤

皮肤覆盖在人体的表面，柔韧而富有弹性。皮肤由表皮、真皮和皮下脂肪组织构成，同时还有一些皮肤附属物，如毛发、汗腺、皮脂腺、指（趾）甲等。其功能主要在于保护机体免受外界环境的直接刺激，同时还具有调节体温、感觉刺激、分泌与排泄、有选择性地吸收营养等作用。

2. 耳

人耳（见图 1-11）由外耳、中耳和内耳组成。外耳包括耳郭和外耳道，耳郭可收集声波，外耳道分泌的耵聍具有保护功能。中耳包括鼓膜、鼓室、咽鼓管、听骨链（3 块听小骨由韧带和关节衔接组成听骨链）等，其中鼓膜是外耳与中耳的分界线，其功能在于不走样地将声波的振动传到中耳。内耳包括半规管与前庭（位置觉感受器所在地）、耳蜗（听觉感受器所在地）等。

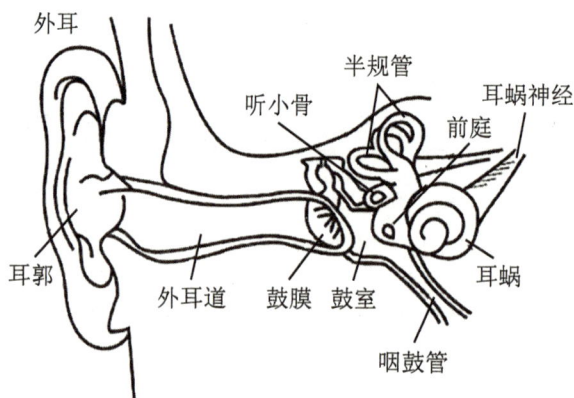

图 1-11 人耳的结构

3. 眼

人眼由眼球和一些附属结构（包括眼睑、结膜、泪器和眼外肌等）组成，眼球由眼球壁和内容物组成（见图 1-12）。其中，眼球壁包括外膜、中膜、内膜三层，外膜前 1/6 为角膜，后 5/6 为巩膜；中膜由前向后分为虹膜、睫状体和脉络膜三部分；内膜即视网膜，视网膜上有感光细胞。内容物由房水、晶状体和玻璃体组成，它们与角膜共同组成眼的折光装置，物体发射或反射的光线通过它们折射后，在视网膜上成像。

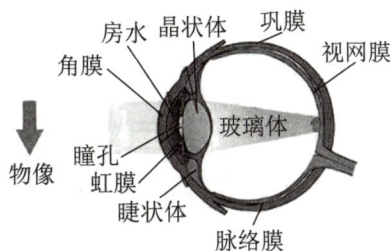

图 1-12　眼球的结构

4. 鼻

在鼻腔上部黏膜有嗅觉感受器，可以感受气味的刺激，产生兴奋，由嗅觉神经传入脑，引起嗅觉。

5. 舌

味觉与嗅觉密切相关。味觉感受器主要是味蕾，它分布在舌的表面和舌乳头中，特别是舌尖和舌两侧。舌能辨别酸、甜、苦、咸四种基本味道。对甜味最敏感的是舌尖，对苦味最敏感的是舌根，对酸味最敏感的是舌两侧，对咸味最敏感的是舌尖和舌两侧。味觉对保证机体的营养和维持内环境的稳定起着重要作用。

二、幼儿主要感觉器官的特点

1. 皮肤

幼儿皮肤的保护功能差，因为幼儿皮肤细嫩，角质层薄，真皮层的胶原纤维和弹性纤维少，细菌容易入侵；皮下脂肪少，抗击外力作用能力较差，磕碰时容易受伤。幼儿调节体温能力差，皮肤的散热和保温能力不及成人，易受凉或受热，患上感冒。幼儿皮肤薄，渗透作用强，一些有害物质如有机磷等容易被皮肤吸收，从而引起幼儿中毒。

2. 耳

幼儿外耳道狭窄，如果洗澡和游泳时污水进入外耳道，很容易留在外耳道的深处，使细菌在此处繁殖形成疖肿。幼儿的外耳道壁尚未完全骨化，外耳道的皮肤娇嫩，易受刺激，眼泪、脏水流入外耳道或挖耳朵损伤都易引起外耳道感染，感染后易扩散到邻近组织和器官。鼻咽部感染时，细菌较易通过咽鼓管侵入中耳，从而引起中耳炎。耳蜗内的听觉感受器敏感，60分贝的噪声就会影响幼儿休息。

3. 眼

幼儿视觉相对其他感觉成熟最晚、发展最慢。婴儿一出生就有视力，但只能看到光和影，此时的眼球结构已形成，但发育不完善；3岁前是视觉发育的关键期，主要完成眼的结构发育；4～13岁是视觉发育的敏感期，基本完成眼的功能发育。出生后第1年，晶状体快速生长并逐渐变扁平；2岁时，角膜可达成人大小；7岁时，睫状体基本发育完全。幼儿眼球眼轴相对较短、晶状体弹性较大，在视觉功能上表现为生理性远视和屈光调节能力强的特点，因此，正常幼儿远视力低于5.0，但可以看清近处的细小物体。例如，幼儿在1岁时视力仅为4.3，2岁可达4.6～4.7，3～5岁逐渐增至4.9，5岁后视力逐渐转为正常。

4. 鼻

嗅觉在胎儿期和婴儿期已经有了相当大的发展。例如，胎儿在7～8个月时嗅觉感受器已相当成熟且具有初步的嗅觉反应能力，能大致区别几种不同的气味。新生儿能对各种气味做出相应的典型反应，如"喜爱"好闻的气味，可以辨别母亲和他人身上不同的气味等，还能够由嗅觉建立食物性条件反射，并有初步的嗅觉空间定位能力。2个月的婴儿对刺激的气味会产生排斥反应。但幼儿仍需多元的嗅觉刺激，以不断提升嗅觉能力。

5. 舌

味觉在婴儿时期相对发达，之后缓慢减退。例如，新生儿的味觉器官发育较其他器官强，出生时已经能够辨别酸、甜、苦、咸四种基本味道。3个月后味觉继续发展，遇到不喜欢的味道会退缩，4～5个月时对食物的微小改变已经很敏感，6个月至1岁时，味觉最灵敏，之后逐渐衰退。1～2岁幼儿开始具有一定的味觉心理体验。

三、幼儿主要感觉器官的卫生保健要点

1. 皮肤

（1）培养幼儿常洗澡、勤换内衣、勤剪指甲的好习惯。

（2）幼儿着装应安全、舒适、透气，不宜使用刺激性强的洗涤、护肤用品。

（3）充分利用阳光、空气、水等进行户外活动，提升幼儿对外界环境的适应能力。

2. 耳

（1）禁用火柴、耳扒等工具为幼儿挖耳朵，以防碰伤外耳道皮肤引发感染，严重的可能戳破鼓膜造成耳聋。耵聍一般会自行脱落，如较多引发栓

塞，可请医生取出。

（2）预防上呼吸道感染，一旦幼儿出现相关症状要及时治疗。

（3）在擤鼻涕时要掌握正确的方法，以免将鼻涕挤进咽鼓管。

（4）在洗头、洗澡、游泳时要预防污水进入幼儿的耳道引发中耳炎。

（5）幼儿的生活、学习环境尽可能避免噪声污染，包括说话、音乐声音不宜过大，不要离放鞭炮的地方太近。

（6）在听到过大的声音时要让幼儿张开嘴巴、捂住外耳，防止伤害鼓膜。

（7）及早发现幼儿听力异常情况，如幼儿对突然的或过强的声音不敏感，经常搔耳朵等。

3.眼

（1）幼儿阅读、画画时，照明光应来自左上方，光线要均匀，且不能过强或过暗。

（2）为幼儿选用的图书字体宜大一些，字迹、图案应清晰。

（3）近距离用眼，如学习、看电视、玩电脑等一般每次最好不要超过半小时；教育幼儿不躺着看书，不在走路或乘车时看书；集中用眼一段时间后应远望或去户外活动，以消除眼的疲劳；可交替看远近物体，每次约5分钟即可。

（4）饮食丰富，多为幼儿提供富含维生素A的食物，如肝脏、蛋黄、南瓜、胡萝卜等。

（5）教育幼儿不要用手揉眼睛，手绢、毛巾等要专用，并且要经常清洗、消毒，洗脸时尽量使用流动的水；避免锐物伤害。

（6）定期为幼儿进行眼底筛查及视力测查。日常注意观察幼儿的行为，如经常出现皱眉、眯眼，或者看东西偏头等异常情况时，要及时矫治或请医生帮助检查。

4.鼻

幼儿对生活中各种气味的辨别能力较差，应通过各种活动引导其辨别物质所散发出来的气味，以促进其嗅觉的发展，这对其辨别有害健康的食品具有重要意义。

5.舌

在饮食中应当注意为幼儿提供清淡少盐的食物，为其提供多种味道的食物，让其尝试各种味道，从小培养幼儿不挑食的好习惯。

第一章知识导图

知识小测

一、单项选择题

*1.幼儿的眼球是生理性远视,5 岁后逐渐转为(　　　)。

A.近视　　　　　B.正常　　　　　　C.远视　　　　　　D.弱视

*2.幼儿的外耳道容易长疖肿,这是因为(　　　)。

A.外耳道宽阔,污水潴留　　　　　　B.外耳道狭窄,细菌繁殖

C.外耳道短,细菌繁殖　　　　　　　D.外耳道长,进入污水

二、判断题

1.幼儿听觉相对其他感觉成熟最晚、发展最慢。　　　　　　　　(　　　)

2.幼儿皮肤的保护功能差,调节体温功能差,皮肤渗透作用强。(　　　)

三、填空题

1.中耳包括鼓膜、鼓室、咽鼓管、听骨链(3 块听小骨由韧带和关节衔接组成听骨链)等,其中_____是外耳与中耳的分界线,其功能在于不走样地将_____传到中耳。

2.舌头中,对甜味最敏感的部位是_____,对苦味最敏感的部位是_____。

实训活动:人体模型观摩

活动目的

加深对幼儿解剖生理结构的感性认识。

活动准备

人体躯干模型、呼吸系统模型、骨骼模型、耳解剖模型、眼球解剖模型等。

第一章
学海拾贝链接

第一章
知识小测参考
答案

活动过程

1.以小组为单位依次观摩各模型,以获得直观的体验。

2.结合所学知识,在观摩过程中轮流提问与回答模型中的重要器官、系统结构组成、功能等,并探讨对应的卫生与保健要点。

第二章

幼儿生长发育及其评价

◇ 本章导入

　　人体的生长发育不仅是身体的大小随着年龄的增长而简单地增长，而且是一个交织着量变和质变的复杂的动态变化过程。生长是机体在量方面的变化，如身高、体重等都是其中可测量的指标。发育是机体在质方面的变化，如神经心理的成熟、性的成熟等。

　　在理解幼儿生长发育规律和影响因素的基础上，通过健康检查和评价，可了解幼儿生长发育情况，尽早发现幼儿身体疾病或身体缺陷，及早采取矫正和干预措施，保护和促进幼儿健康成长。

◇ 知识目标

1. 理解幼儿生长发育的一般规律。
2. 了解幼儿生长发育的主要影响因素。
3. 熟悉幼儿生长发育的评价指标。
4. 了解幼儿生长发育的常用评价方法。

◇ 能力目标

1. 能对幼儿常见形态指标进行测量。
2. 能运用评价方法对幼儿生长发育进行初步评价。

◇ 素质目标

1. 遵循幼儿生长发育的规律，尊重幼儿发展的个体差异性。
2. 运用正确的测量方法，具备认真、严谨的态度。

第一节　幼儿生长发育的规律及影响因素

　　孩子的童年时光可以说大部分都是在托幼机构度过的，托幼机构里的生活是丰富多彩的。有的家长认为，孩子这么小，在托幼机构里是玩，在家里也是玩，家里如果有人看，就没必要让孩子入托、入园。幼儿的生长发育有其规律，托幼机构对幼儿的生长发育有何影响？幼儿的生长发育还受哪些因素的影响呢？

一、幼儿生长发育的规律

1. 从量变到质变

　　幼儿的生长发育是由不显露的细小量变发展到质变的复杂动态过程。不仅是身高的增长、体重的增加，而且每个器官在结构上逐渐分化，在机能方面逐渐成熟。量变和质变经常是同时进行的，但各有一定的缓急阶段。例如，幼儿消化系统的发育，刚开始只能接受少量流质食物，随着年龄的增加，消化机能逐渐完善，能消化多种固体食物。又如，随着大脑重量的增加，脑细胞之间的联系加强，幼儿的智力、活动能力等逐步发展。

2. 具有顺序性

　　幼儿各器官功能的生长发育遵循一定的规律。

　　（1）由上到下规律的表现：大动作首先从头颈部运动开始（会抬头、转头），之后发展到以躯干为主的动作（翻身、坐），最后发展到下肢的活动及下肢与其他部位的协同动作（爬、站、行走）。

　　（2）由近到远规律的表现：动作的发展是先抬肩伸臂，再双手握物；先控制腿，再控制脚。

　　（3）由粗到细规律的表现：先用手掌握物，然后用手指拾取。

　　（4）由简单到复杂规律的表现：先能画直线，后能画圆圈、图形。

　　（5）由无意到有意规律的表现：动作的发展越来越多地与心理相关，这一规律在幼儿生长发育中具有极为重要的意义。

　　（6）由低级到高级规律的表现：从会观看、听和感觉、认识事物，发展到记忆、思维、分析和判断。

3. 具有连续性与阶段性

生长发育是一个连续的过程，各年龄阶段生长发育的速度是不一样的，出生后的第一年达到第一个生长高峰，体重和身长增长快，尤其是前 3 个月；1 ~ 3 岁，体格的生长发育逐渐减慢，发展较平缓；3 岁至六七岁，体格的生长发育进一步减慢，处于稳步增长状态。每个阶段按顺序衔接，相互联系，前一阶段为后一阶段的发展打基础，不能跳跃。

4. 具有不平衡性，但又统一协调

幼儿各器官系统发育的速度不同，存在不平衡性。例如，人体体格发育遵循"头尾发展律"。胎儿期头颅生长最快，婴儿期躯干增长最快，2 ~ 6 岁下肢增长幅度超过头颅和躯干，表现为身体各部分比例不断变化，新生儿头长约占身长的 1/4。而至成人时，头高约占身高的 1/8。脑的发育在出生头两年最快，5 岁时脑的大小和重量已接近成人水平。另外，人体神经系统发育较早，生殖系统发育较晚。呼吸、循环、消化、泌尿等系统的发育基本与体格生长相平衡。

身体各系统的发育时间和速度虽然各不同，但机体是统一的整体，各系统的发育是相互联系、相互影响、相互制约的。例如，体育锻炼不仅能促进肌肉、骨骼的发育，还可以更好地协调运动系统。

5. 具有个体差异性

个体差异性是指生长发育虽然有一定规律，但在一定范围内受到多种因素的影响，存在相当大的个体差异。因此，幼儿的生长发育有一定的正常范围，但正常值并不绝对。在衡量幼儿的生长发育时，必须考虑到各种因素的影响，尽可能做连续动态的观察，做出正确的判断。

二、幼儿生长发育的主要影响因素

幼儿的生长发育受身体内、外多种因素的影响，归纳起来，可分为遗传和环境因素两大类。遗传因素决定了生长发育的可能性，环境因素决定了生长发育的现实性。环境因素包括孕妇情况、营养提供、体育锻炼和劳动、疾病与用药、生活作息、地理气候和季节、环境污染、社会因素等。

1. 遗传因素

细胞中染色体所载的基因是遗传的物质基础，影响着幼儿体格生长的特征、潜力、趋势和限度，为个体发展提供了可能。父母的身高、体重、智商等方面的基因都会影响幼儿，由此幼儿会形成各自的生长发育潜能。而先天性代谢缺陷疾病、染色体畸变则会严重地影响幼儿的生长发育。

性别对个体的生长发育有着重要的影响。男童、女童的生长发育各有特点，除青春期早期外，一般女童平均身高、体重均较同龄男童低。因此，在评价幼儿体格生长发育时要关注这一内在因素。

2. 孕妇情况

这主要是就胎儿期的生长发育而言的。胎儿宫内发育直接影响个体出生后的生长发育，而胎儿在宫内的发育受孕妇生活环境、营养、情绪、疾病等多种因素的影响。例如，孕妇营养不良可造成胎儿先天性脑细胞偏少；孕妇注射链霉素、卡那霉素等，有可能引起胎儿先天性耳聋。

3. 营养提供

营养是生长发育的物质基础。幼儿的生长发育尤其需要足够的热量和优质蛋白质、足够的矿物质和各种维生素等。同时，所提供的营养素应当比例恰当，这样幼儿的生长潜能才能得到更好发挥。出生后营养素缺乏或摄入不均衡，不仅会影响幼儿体重及身高的增长速度，而且会影响智能的发育，甚至引起营养不良和各种营养缺乏症。例如，缺碘可致甲状腺功能减退，造成幼儿体格发育落后及智能发育迟缓；营养过剩会导致肥胖。因此，托幼机构应为幼儿提供科学、均衡、营养的膳食。

4. 体育锻炼和劳动

有规律、适当的体育锻炼和劳动，能促进幼儿机体新陈代谢，提高幼儿的呼吸、运动和心血管系统的功能，促进幼儿骨骼和肌肉的发育，增强幼儿机体对外界的适应能力和对疾病的抵抗力，还能促进幼儿智力发展及个性的形成。劳动的安排要结合幼儿的年龄。能经常参加体育锻炼，并进行适当劳动的幼儿，其身高、胸围、肺活量等形态功能指标发育水平往往较高。

5. 疾病与用药

疾病会干扰机体正常的能量代谢，尤其体温过高时，会增加机体营养消耗，严重的还可能影响器官功能，导致生长发育停滞甚至倒退。例如，急性感染常导致幼儿体重不增或减轻；内分泌疾病常引起骨骼生长和神经系统发育迟缓；长期腹泻会导致机体营养不良、体重降低。而患病期间用药不当则会直接或间接地影响幼儿生长发育，可能导致失聪、失明，甚至威胁生命。因此，积极防治幼儿常见病，对幼儿的生长发育是非常重要的。

6. 生活作息

幼儿身体各组织、器官、系统的活动都有一定的节奏和规律，因此，应根据幼儿的年龄特点和生理节奏合理地安排生活作息，这对幼儿体格的生长发育有良好的促进作用。餐后适当休息，这可以保护幼儿的肠胃，有助于食物的消化和营养吸收；充足的睡眠能够消除身体的疲劳，睡眠的过程也是大脑皮质功能恢复的重要过程；足够的户外活动和体育活动，有助于增强幼儿的体质和适应外界环境变化的能力。

7. 地理气候和季节

气候环境对幼儿的影响是长期的，同时也与其他诸如生活习惯、饮食种类等因素共同作用。总体而言，气候温暖或炎热会使人体新陈代谢加快，个体开始发育及停止发育的时间就会比较早。季节对幼儿的影响主要体现在，3～5月时身高增长相对较快，9～11月时体重增长相对较快。

8. 环境污染

大气、水、土壤环境中存在的污染物不但会威胁幼儿的身体健康，也会阻碍幼儿的生长发育。与成人相比，幼儿处于生长发育旺盛的阶段，其新陈代谢旺盛、组织器官娇嫩，使得他们更易受环境污染物的侵袭。

幼儿单位体重表面积较成人大，单位体重摄入的空气量较成人多，这增加了其吸收环境中污染物的可能性。毒性物质被吸收后会经肝、肾等器官代谢，肝、肾有一定的解毒功能，但幼儿的肝、肾尚未发育成熟，因此吸收的毒性物质对其影响较大。环境雌激素广泛存在于人类生活环境中，通过食物链或直接接触进入体内，干扰人体的内分泌功能，对幼儿的体格生长、性发育和健康产生不良影响。

环境中的噪声污染对幼儿的影响也较大。幼儿经常受噪声的刺激，会产生精神萎靡、烦躁不安、消化不良、食欲缺乏等现象，并使内分泌发生紊乱，妨碍幼儿的生长发育。噪声还会影响视力，诱发眼病。幼儿的眼睛器官娇嫩，更需要保护，应避免噪声的刺激。因此，平时要尽量避免幼儿处于高音喇叭、电钻等高噪声的环境中，少让幼儿玩音量高的玩具，多媒体的音量宜适中，以减小噪声给幼儿带来的危害。

9. 社会因素

社会经济发展水平的提高是促进幼儿体格生长的重要因素。它通过改善营养条件、饮用水质量、健康服务和社会保障条件，以及减少疾病对幼儿的生长发育起到积极作用。社会因素的主要载体是家庭、托幼机构和社区。

在幼儿的早期环境中家庭是关键，家庭直接或间接地影响着幼儿的生长发育，尤其是家庭经济状况、父母的文化程度及父母的养育方式与卫生习惯等，都会对幼儿的生长发育产生潜移默化的影响。

托幼机构是幼儿生活的另一个重要的社会环境。托幼机构保健设施的完善程度和服务质量等直接影响幼儿的生长发育状况。托幼机构对幼儿提供的服务不仅体现在膳食、卫生、生活等方面，更体现在对幼儿的健康教育上。

社区是社会成员参与活动的基本场所。幼儿生活在其中，周围的人口、地理、环境、经济、文化、社会组织等都对幼儿的生长发育产生影响。因此，社区应配合家庭和托幼机构，为幼儿的发展提供良好的社会环境，为其健康发展打下良好的基础。

知识小测

一、单项选择题

*1. 遗传素质是个体发展的物质基础，为个体的发展提供了（　　　　）。

A. 可能性　　　　　　B. 必要性　　　　　　C. 差异性　　　　　　D. 共同性

#2. 个体动作发展的正确顺序是（　　　　）。

A. 翻身→坐→抬头→站→走　　　　　　B. 抬头→翻身→坐→站→走

C. 翻身→抬头→坐→站→走　　　　　　D. 抬头→坐→翻身→站→走

二、判断题

1. 个体的第一个生长高峰是 1～3 岁。　　　　　　　　　　　（　　　）

2. 患病期间应科学用药，否则会直接或间接地影响幼儿的生长发育。
（　　　）

三、填空题

1. 个体差异性是指生长发育虽然_____，但在一定范围内受到_____，存在相当大的个体差异。

2. 影响幼儿生长发育的社会因素的主要载体有_____、_____和_____。

第二节　幼儿生长发育的指标测量与评价

问题情境

　　家长看到其他孩子比自己的孩子高或者胖等，往往会担心自己孩子的生长发育是不是落后了，是不是需要补充营养。现实生活中，有的幼儿长得矮而壮，有的幼儿长得高而瘦。如何对幼儿的生长发育情况做出初步的判断呢？

一、幼儿生长发育评价的常见指标

1. 形态指标

　　生长发育的形态指标是指身体及其各部分在形态上可度量的指标。除了体重和身高（长），其他相对常见的形态指标还有头围、胸围、坐高（顶臀长）、上臂围等。

　　（1）体重。体重是指人体的总重量。体重能反映幼儿的营养状况，尤其是近期的营养状况，在一定程度上代表了幼儿的骨骼、肌肉、皮下脂肪和内脏重量及其增长的综合情况。婴儿体重在出生头 3 个月增长最快，一般月增长 600 ~ 1000 克。3 ~ 6 个月次之，一般月增长 600 ~ 800 克。6 ~ 12 个月平均每个月增长 300 克，1 岁时约为出生体重的 3 倍（按出生时 3 千克计，则为 9 千克），2 岁时约为 4 倍（按出生时 3 千克计，则为 12 千克）。2 岁后到青春期前，体重每年增长约 2 千克；青春期后生长发育进入第二个高峰，存在个体差异性，一般在 10% 左右。不同年龄段体重估算公式如下：

　　　　1 ~ 6 个月体重（千克）≈ 出生体重 + 月龄 × 0.7

　　　　7 ~ 12 个月体重（千克）≈ 6 + 月龄 × 0.25

　　　　2 ~ 6 岁体重（千克）≈ 年龄 × 2 + 8

　　（2）身高（长）。身高（长）是头顶到足底的全身长度，是反映骨骼发育及长期营养状况和生长速度的重要指标。婴儿出生时平均身长约为 50 厘米，第一年快速增长，1 岁可达 75 厘米，2 岁约为 87 厘米。2 岁以后，平均每年增长 5 厘米。2 ~ 6 岁幼儿身高（长）估算公式如下：

　　　　2 ~ 6 岁身高（长）（厘米）≈ 年龄（岁）× 6 + 75

　　（3）头围。头围反映脑和颅骨的大小与发育情况。头围过小说明脑部发育不良，总体智力低下；过大则可能患有佝偻病、脑积水等疾病。头围在出生后的第 1 年增长最快，新生儿头围平均约为 34.8 厘米，6 个月平均约为 44 厘米，1 岁平均约为 46 厘米，2 岁平均约为 48 厘米，3 岁平均约为 49 厘米，5 岁平均约为 50 厘米，已与成人相差不多。

（4）胸围。胸围是指经过乳头或胸中点的胸部水平维度，也称胸中围。胸围反映胸廓的容积，以及胸部骨骼、胸肌、背肌和脂肪层的发育情况，并且在一定程度上表明身体形态及呼吸器官的发育情况，以及体育锻炼的效果。婴儿出生时胸围为 32 厘米左右，比头围小 1 ~ 2 厘米；1 岁左右约等于头围；1 岁以后，胸围逐渐超过头围。进入青春期后，胸廓发育很快，向成人体型转变。

（5）坐高（顶臀长）。坐高（顶臀长）是头顶至坐骨结节的长度，提示头颅与脊柱的发育情况。坐高（顶臀长）占身高（长）的百分比可反映肢体的生长情况。出生时顶臀长约为身长的 66%，之后下肢增长比躯干快，4 岁时坐高约为身高的 60%，6 ~ 7 岁时小于 60%。

（6）上臂围。上臂围代表上臂骨骼、肌肉、皮下脂肪和皮肤的发育水平，反映幼儿的营养状况。1 ~ 5 岁时幼儿上臂围大于 13.5 厘米为营养良好，12.5 ~ 13.5 厘米为营养中等，小于 12.5 厘米为营养不良。

2. 生理功能指标

生理功能指标是指身体各系统、器官在生理功能上可量度的各种指标。常用的生理功能指标有反映心血管系统功能的脉搏和血压、反映呼吸系统功能的肺活量等。

（1）脉搏。脉搏是指动脉管壁随心脏收缩、舒张而有节律地搏动，其变化是判断病情轻重的一个重要指标。脉搏的个体差异较大，且易受体力活动和情绪变化的影响，应在个体安静时进行测量。幼儿在安静时每分钟的脉搏次数如表 2-1 所示。

表 2-1　幼儿脉搏次数

年龄 / 岁	脉搏 / （次 / 分钟）
新生儿	120 ~ 140
< 1	110 ~ 130
1 ~ 3	100 ~ 120
4 ~ 7	80 ~ 100

（2）血压。由于幼儿心脏每搏输出量较低，动脉壁弹性较好，血管口径相对较大，故血压偏低，但随着年龄的增长会逐渐升高。新生儿收缩压平均为 60 ~ 70 毫米汞柱，1 岁为 70 ~ 80 毫米汞柱，2 岁以后幼儿的收缩压可按公式计算，即收缩压（毫米汞柱）= 年龄 ×2 + 80（毫米汞柱），收缩压的 2/3 为舒张压。幼儿血压易受活动、情绪、体位等因素的影响，因此在测量前，应使幼儿在 10 分钟之内静坐休息，测其安静时的血压。一般测右臂血压。测量时所用的袖带宽度应根据年龄不同而异，幼儿常用 8 厘米宽的袖带。

（3）肺活量。肺活量指深吸气后能呼出的最大气量，是反映肺容量及呼吸肌力量的重要指标。新生儿肺活量约为 140 毫升，至 6 岁时，幼儿肺活量为 1000 ~ 1800 毫升。

二、幼儿生长发育常见形态指标的测量

1. 体重的测量

测量时，1 岁以下婴儿可取卧位，使用电子婴儿秤、婴儿磅秤或特制的杠杆秤，最大载重为 6 ~ 10 千克；1 ~ 3 岁幼儿可取坐位，3 岁以上可取站位，使用杠杆式磅秤或木杆式钩秤，最大载重为 30 ~ 35 千克，误差为 25 ~ 50 克。电子体重秤可直接读取数据，测量更为方便。

有游码的体重秤的测量过程如下：

（1）测量前先校正磅秤零点。

（2）放置砝码使之接近与幼儿年龄相当的体重。

（3）脱去幼儿厚外套、帽子等称量，称量时，迅速调整游码至杠杆平衡。

（4）读数，以千克为单位，精确至小数点后两位数。

注意：空腹或餐后 2 小时测量，排空大小便，穿单衣、单裤，以使测量结果更准确；站立测量时，幼儿身体不能接触其他物体，应站在秤的正中位置，避免身体晃动。

2. 身高（长）的测量

测量时，3 岁以下幼儿可用量床测量身长。测量过程如下：

（1）使幼儿仰卧，脱去幼儿鞋袜，使幼儿卧于量床底板中线上。

（2）一人扶住幼儿头部，使其面部向上，两耳在一水平线上，颅顶接触头板。

（3）另一人位于幼儿右侧，左手握住双膝，使腿伸直并紧贴量床的床板，右手移动足板，使足板接触两侧足跟。

（4）读取量床上的刻度，以厘米为单位，记录至小数点后一位数。

3岁以上幼儿使用身高计测量身高。测量过程如下：

（1）使用前用水平仪检查身高计是否放置平稳；用直角尺检查滑测板与立柱是否垂直；用标准钢卷尺校正刻度尺，误差不得超出±0.2%。

（2）幼儿取立正姿势站在底板上，两眼直视正前方，两臂自然下垂，脚跟并拢，脚尖分开约60°，脚跟、臀部和肩胛区三点紧靠立柱，躯干自然挺直，头部要正。

（3）向下轻移滑板，使顶板与颅顶点接触，同时观察被测者姿势是否符合要求。

（4）平视刻度，读数，以厘米为单位，精确到小数点后一位数，并进行记录。

3. 头围的测量

测量头围时使用软尺。测量过程如下：

（1）测量前要用标准钢卷尺校正。

（2）测量时，幼儿可取仰卧位或坐位、立位，测量者立于幼儿右侧或前方，用左手拇指将软尺零点固定于幼儿右侧眉弓上缘处，右手持软尺经幼儿枕骨粗隆、左侧眉弓上缘回至零点。

（3）读数，误差不超过0.1厘米，并进行记录。

注意：测量时软尺需紧贴头皮，头两侧的水平高度要一致，左右对称。测量女孩头围时应将头发向上下分开，同时避免辫子和头饰影响读数。

4. 胸围的测量

胸围测量使用软尺。测量过程如下：

（1）测量前要用标准钢卷尺校正。

（2）幼儿取卧位（3岁以下）或立位，裸上体，两臂平放（卧位者）或下垂，两足分开与肩同宽，双肩放松，均匀平静呼吸。

（3）测量者面对幼儿，将软尺上缘经背部两肩胛骨下角下缘绕至胸前，左手拇指将软尺零点固定于右侧胸前乳头下缘，右手拉软尺经左侧乳头下缘回至零点。

（4）读数，误差不超过0.1厘米，并进行记录。

注意：头围与胸围的比例对评价幼儿的发育情况也很重要。正常情况下，出生时婴儿的胸围比头围小 1～2 厘米，在 12～21 个月时头围和胸围基本相等，21 个月以后胸围应大于头围。如果超过 1 岁半胸围仍小于头围，则说明生长发育不良。

5.坐高（顶臀长）的测量

3 岁以下幼儿测量取卧位，头部位置与测量身长时的要求相同，测量者左手提起幼儿下肢使其膝关节弯曲，同时骶骨紧贴底板，大腿与底板垂直，然后移动足板使其紧贴臀部，读取数值，误差不超过 0.1 厘米，并记录。

3 岁以上幼儿使用坐高计测量，测量前校正方法同身高计。测量时，让幼儿取坐位，调整坐凳高度使其适中；幼儿骶骨、肩胛区紧靠立柱，躯干自然挺直，头部与测身高时姿势相同，两腿并拢，大腿伸直面与地面平行，膝关节屈曲成直角，两脚向前平放。测量者移动滑板轻压幼儿头顶后读数，误差不超过 0.1 厘米，并进行记录。

6.上臂围的测量

测量上臂围使用软尺。测量过程如下：

（1）幼儿露出手臂，两臂自然放平或下垂。

（2）取左上臂自肩峰至鹰嘴连线的中点为测量点，将软尺绕该点水平向一周，轻贴皮肤测量。

（3）读数，误差不超过 0.1 厘米，并进行记录。

三、幼儿生长发育评价主要方法

（一）离差评价法

离差评价法是将个体幼儿的发育数值与作为标准的均值和标准差比较，以评价个体的生长发育状况的方法。离差评价法一般有等级评价法和曲线图法两种。

1.等级评价法

等级评价法以均值（$\bar{X}$）为基准值，以标准差（SD）为离散距，用标准差与均值相离的远近划分等级，制成生长发育评价标准。评价时，将个体各项指标的实测数值与当地发育标准中同年龄同性别相应指标的均值做比较，从而确定单项发育等级。我国常用五等级评价标准，如表 2-2 所示。

表 2-2　五等级评价标准

等级	标准
上等	$\overline{X}+2SD$ 以上
中上等	$\overline{X}+1SD$ 到 $\overline{X}+2SD$
中等	$\overline{X}+1SD$ 到 $\overline{X}-1SD$
中下等	$\overline{X}-1SD$ 到 $\overline{X}-2SD$
下等	$\overline{X}-2SD$ 以下

等级评价法的常用指标为体重、身高（长）。个体幼儿的体重或身高（长）数值在标准均值加减 2 个标准差（$\overline{X}\pm2SD$）范围内，均被视为正常，大约 95% 的幼儿处于该范围；在标准均值加减 2 个标准差（$\overline{X}\pm2SD$）以外的幼儿也不能一概判定为异常，必须在定期连续观察、深入了解的基础上结合具体情况再下结论。

等级评价法能直观地反映幼儿发育的状况，简单易行，可看出托幼机构中处于不同发育水平的人数比例，对评价幼儿的营养水平、健康和发育状况有一定价值。2022 年，国家卫健委发布了《7 岁以下儿童生长标准》（WS/T 423—2022），可参考该标准表格中的相应数据，查看体重、身高（长）等的情况。需要注意的是，相应数据并非绝对标准。

2. 曲线图法

曲线图法是指将当地不同性别不同年龄组的幼儿的某项发育指标的均值、均值加减 1 个标准差和均值加减 2 个标准差分别标注在坐标纸上，连成 5 条曲线，作为评价个体幼儿发育的标准，即构成该项发育指标的标准曲线图。评价时，将各个幼儿的发育指标实测值分别按年龄标在曲线图上，就能了解该幼儿的生长发育水平。从曲线图可以看出幼儿当时的生长发育水平，也可以看出幼儿生长发育的趋势，并能算出生长速度，还可对多个幼儿的发育水平进行横向比较。对生长发育曲线向下偏离的幼儿，应进一步调查影响其生长发育的因素，必要时进行治疗；对在曲线上下两端的幼儿，应结合家族、喂养、作息、疾病等因素及其他发育指标进行综合判断，必要时做骨龄检查，以尽早改善影响生长发育的各种环境因素。

（二）指数评价法

指数评价法是指根据人体各部分之间的比例关系，利用数学公式编成指数，以评价发育水平、体形、体质或营养状态的方法。这里的指数包括体重身高指数、身高胸围指数、BMI（body mass index）指数等。这种方法计算方便，结果直观，便于普及。其中，BMI指数又称身体质量指数、体质指数，其公式为：BMI=体重（千克）÷[身高（米）]^2。BMI指数能敏感地反映身体的充实度和体型，且受身高的影响较小，与皮褶厚度、上臂围等反映体脂累积程度指标的相关性也高，常用于幼儿体格评价。

（三）三项指标综合评价法

通常在使用年龄标准体重或年龄标准身高对幼儿进行评价时，只能判断个体单项指标的发育状况，不能综合评价，有时甚至会将体形匀称的正常矮身材者误认为营养不良，或将匀称体形的高身材者误认为肥胖。三项指标综合评价法弥补了单项评价的不足，是世界卫生组织近年来推荐的判断儿童营养状况

三项指标综合评价参考表

的方法。该方法通过按年龄的体重、按年龄的身高以及按身高的体重三项指标，全面评价幼儿的生长发育状况。其中，身高（长）别体重指不论年龄，相对于某一身高（长）应有的体重；年龄别身高（长）指相对于年龄应有的身高（长）；年龄别体重指相对于年龄应有的体重。

四、幼儿心理行为发育评价方法

一般来说，幼儿心理行为发育的评价可采用观察法、晤谈法、心理测验法和问卷法等。观察包括自然观察和实验室观察两种形式。前者指未经组织的、在自然情况下的观察，观察者只是自然环境的一部分；后者指有组织、有控制的观察，多在实验室情境中进行。晤谈法是指评价主体与幼儿父母、带养者、老师等知情者或幼儿本人进行晤谈，以了解幼儿的行为表现特点和心理活动状况。一般来说，心理测验包括发育测验、智力测验、学业成就测验、神经心理测验、人格测验等。问卷法将幼儿行为表现或心理症状作为项目构成问卷，由知情者评定或自己评定，可作为判断行为问题或其他行为特征的筛查工具。

> 知识小测

一、单项选择题

*1.3岁以下幼儿应使用（　　　　）测量身高。

A. 量床　　　　　B. 身高仪　　　　　C. 卷尺　　　　　D. 墙壁尺

第二章知识导图

*2. 为幼儿测量体重时应注意避免（　　　）。

A. 身体晃动　　　　B. 脱衣服　　　　　　C. 脱鞋　　　　　　　D. 出汗

二、判断题

1. 生理功能指标是指身体各系统、器官在生理功能上可量度的各种指标，如身高。（　　　）

2. 离差评价法弥补了单项评价的不足，是世界卫生组织近年来推荐的判断儿童营养状况的方法。（　　　）

三、填空题

1. 头围反映_____和_____的大小与发育情况，也是反映幼儿脑生长发育的一个重要指标。

2. 观察包括_____观察和_____观察两种形式。

实训活动：常见形态指标的测量

活动目的

掌握幼儿常见形态指标的测量方法。

第二章
知识小测参考
答案

活动准备

娃娃模型（有外衣、袜子等着装）、笔、记录本、测量体重的婴儿秤（体重计）、测量身高（长）的量床（身高计）、测量头围和胸围的塑料尺子或卷尺、测量坐高（顶臀长）的量床（坐高计）。

活动过程

1. 结合所学，认识各测量指标对应的测量器材。

2. 各小组进行内部分工，完成形态指标的测量。某一项形态指标测量结束后，组内沟通探讨问题，其他成员轮流完成测量任务。

第三章
幼儿心理健康及问题干预

◇ 本章导入

> 孙思邈是隋唐时期的一位医药学家，他医术精湛，寿数很高。孙思邈养生方法极富智慧，他倡导十二个"少"（少思、少念、少欲、少事、少语、少笑、少愁、少乐、少喜、少怒、少好、少恶），反对十二个"多"（即与十二个"少"相反）等。忧愁易伤身而娱乐可健身，这是人所共知的常识，但孙思邈却认为不管喜怒哀乐，一概以少为佳。他对心理与生理、病理各个环节之间的密切关系，有颇为深切的见解，主张什么事都不能太过，过则必有所伤，"凡言伤者，亦不便觉，谓久则损寿耳"。
>
> 幼儿的心理发展有其年龄阶段的特殊性，关于幼儿心理健康的标志也不是一成不变的，而是动态调整的，同样的标志表现在个体身上也存在一定的差别。同时，幼儿处于心理发展期，其心理发展受生理发展、疾病等多种因素的影响，如果不能及早发现问题并进行干预，则可能导致幼儿产生心理疾病。因此，幼儿心理健康及问题干预是幼儿卫生与保健的重要内容之一。

◇ 知识目标

1. 了解幼儿心理发展的主要特点。
2. 理解幼儿心理健康的标志及影响心理发展的主要因素。
3. 熟悉幼儿常见心理行为问题。

◇ 能力目标

1. 能对幼儿常见心理行为问题进行初步判断。
2. 能提出对幼儿常见心理行为问题进行防治的措施。

◇ 素质目标

1. 能以发展的眼光看待幼儿的心理发展及心理行为问题。
2. 关爱幼儿，能用科学、多样的方法应对幼儿心理行为问题。

第一节　幼儿心理发展特点与健康标志

■ 问题情境

　　托幼机构的一些幼儿已表现出任性、脾气暴躁、情感脆弱等特征，幼儿心理健康需要引起重视。那么幼儿心理发展的特点及健康标志有哪些？幼儿心理健康又受到哪些因素的影响呢？

一、幼儿心理发展的主要特点

　　幼儿的心理发展主要包括动作、认知、语言、情绪情感、个性、社会性等方面，它们相辅相成，并共同受到生理发展水平的制约。由于幼儿生理发展具有明显的年龄特点，所以幼儿的心理发展特点也表现出相应的特殊性。

1. 动作发展的特点

　　幼儿的动作发展依赖于大脑、视觉和肌肉的发育和成熟。3 岁以前幼儿的动作常常作为评价其心理发展水平的重要指标。幼儿智力检查中，粗大动作和精细动作的发展是检查的重要内容。动作的发展也能促进幼儿认知、情绪、个性等心理的发展。由于动作的发展和身体的发展紧密相连，所以幼儿动作的发展也和身体发展的规律类似。

2. 认知发展的特点

　　认知包括感知、记忆、想象、思维等，它是个体从外界获取丰富信息，并加工使之系统化的过程。随着幼儿年龄的增长，他们加工处理信息的内部系统不断发展变化。3 岁前，感知觉是幼儿认识周围环境和自我的主要手段，特别是触觉在幼儿的认知中起着重要作用；3 岁后，触觉在幼儿认知中的地位逐渐被视觉、听觉取代。记忆是在感知的基础上发展而来的。个体出生 1 个月后就有了记忆能力；2 岁后能运用符号，掌握语言；3 岁后，记忆的持久性有了一定的发展，但精确性差，幼儿记忆以无意记忆为主，有意记忆逐渐发展。想象是伴随记忆和思维的发展而逐渐出现的。3 岁前，幼儿已经具备了初步的想象能力，随着生活经验的不断积累，想象也逐渐由低级走向高级；3 岁后，幼儿想象的发展主要以无意想象为主，有意想象开始发展。个体的

婴幼儿记忆
发展的特点

思维发展整体上经历了从直觉行动思维到具体形象思维再到抽象逻辑思维三个阶段。3岁前，幼儿的思维离不开动作和实物；3岁后，幼儿的思维开始逐渐摆脱动作的束缚；幼儿末期，幼儿开始出现抽象思维的萌芽，能够初步地使用概念、判断、推理等形式进行思维。

3. 语言发展的特点

语言的发展是幼儿全面发展的标志之一。幼儿语言的发展是先会发音，后掌握词法和句法。幼儿由1岁左右的单词句阶段发展到1岁半的双词句阶段，再到两岁左右的简单句阶段，最终发展到结构完整、层次分明的复合句阶段。3岁左右的幼儿已能掌握本民族的基本语音，词汇量也迅速增加；6岁左右则能基本掌握本民族的口头语言。幼儿的语言发展还呈现其他一些特点，如他们的语言往往带有情境性，经常表现出自我中心言语，还常常自言自语，这些语言特点既伴随着思维发生发展，同时也作为思维的外化，促进幼儿思维的发展。

4. 情绪情感发展的特点

情绪是个体对客观事物是否符合自身需要而产生的内心体验。情绪较多地与个体的生理需要相联系，属于相对低级和简单的体验；而情感则更多的是个体对社会需要是否得到满足而产生的内心体验。由于幼儿的神经系统还在发育，兴奋和抑制不平衡，所以幼儿的情绪不稳定，缺乏控制能力，易冲动，情绪具有明显的外显性。随着年龄的增长，幼儿对情绪的自我调节能力逐渐增强，冲动性开始降低，稳定性逐步提高，情绪情感的表现也从外显向内隐发展。幼儿的情绪情感的发展对其个性形成具有重要影响，长期的压抑及不恰当的表达都会使幼儿产生负面的心理体验，从而影响其生理和心理的正常发展，甚至诱发各类疾病。

5. 个性发展的特点

个性是指个体比较稳定、具有一定倾向性的各种心理特征或品质的独特组合，它既不是先天的，也不是一出生便立即形成的，而是在心理发展到一定水平后逐渐形成的。幼儿2岁左右，个性逐渐萌芽，各种心理特点和品质有了某种倾向性的表现，但还未形成稳定的个性系统。3到6岁的幼儿，性格、能力等个性心理特征已经逐步发展起来了。一般来说，幼儿的个性是在一定的社会文化环境中逐渐形成的。创造良好环境，尤其是心理环境，从小注重对幼儿个性的培养，是保证幼儿身心健康发展的重要前提。

6. 社会性发展的特点

幼儿社会性的发展主要包括人际关系的发展、性别角色的发展和亲社会行为的发展。在幼儿的人际关系中，亲子关系是最先形成的。良好的亲子关系维系着人的终身发展，早期依恋的性质对幼儿认知、情感和社会性行为都起着重要作用。幼儿阶段是幼儿发展性别认同和形成性别社会规范行为的关键时期。亲社会行为是幼儿社会化的重要指标，包括分享、合作、援助等。幼儿亲社会行为受到社会生活环境（社会文化电视媒体等）和家庭、同伴的示范影响。

总之，同生理的发展相似，幼儿心理的发展在个体间既存在共同的发育模式，又表现出较大的差异性。总体上来说，幼儿的心理发展既是稳定性和可变性的统一，又是连续性和阶段性的统一，也是顺序性和方向性的统一，是从低级逐渐向高级发展的。但在个体差异上，幼儿的心理发展在发育速度、成熟类型和性别等方面又有差异。例如，某些幼儿在心理发展上存在某些障碍、异常或超常现象。

二、幼儿心理卫生与健康的标志

1. 心理卫生的含义

心理卫生也叫精神卫生，其有以下几种含义，各含义间相互联系。

（1）它指一种状态，即"卫生"与"健康"同义，指某人心理处在健康状态。

（2）它指一项工作，即促使人们心理处于健康状态的保健工作。

（3）它指一门学科。即指心理卫生学，它研究如何开展心理保健工作，如何使群体与个体形成良好行为，如何使这种工作的行为转变为群体与个体的良好心理健康状态的应用性学科。

2. 幼儿心理健康的标志

幼儿心理健康是指幼儿整个心理活动和心理特征相互协调、适度发展、相对稳定，并与客观环境相适应的状态。幼儿心理健康可从以下几个方面进行衡量。

（1）动作发展正常。幼儿动作的发展是指大肌肉和小肌肉动作的发展。幼儿躯体大动作和手指精细动作的发展水平处于正常范围是其心理健康的基本条件。

（2）认知水平发展正常。幼儿认知发展较为迅速，保护其大脑不受损伤或过度刺激，有助于预防不健康心理的产生。心理健康的幼儿智力正常，他们能够适应一定的学习生活，与周围环境取得平衡。智力低下的幼儿常常不能适应托幼机构中的生活与学习，心理压力大，需要特殊照顾。

（3）情绪健康、反应适度。心理健康的幼儿以积极的情绪表现为主，这样的情绪有助于提高活动的效率，多会受到成人的表扬与称赞，从而强化良好情绪，进入良性循环发展。反之，若幼儿的消极情绪过于明显，反复出现焦虑、恐惧、强迫、抑郁等问题，就要给予重视。

（4）个性特征良好。从个性中最核心、最本质的表现——性格来讲，它反映对客观现实的稳定态度和习惯化了的行为方式。健康者性格相对稳定，表现为开朗、热情、大方、勇敢、主动、合作等。反之，若性格不稳定，则表现出胆怯、冷漠、孤僻、自卑、自尊心缺乏等。

（5）人际交往和谐。幼儿的人际交往关系主要是与父母、教师、同伴之间的关系。心理健康的幼儿乐于与人交往，能与伙伴合作并快乐地游戏。反之，心理不健康的幼儿，其人际关系往往会失调，或远离同伴，或不受群体欢迎。

心理健康状态是动态的，心理健康的几个标志表现在个体身上并非同等程度，而是有差别的。心理不健康也并非处处不健康，心理健康要素中无论哪一方面要素缺损或丧失，都会导致整体功能的失调。

三、影响幼儿心理发展的主要因素

1. 生物因素

（1）遗传因素。遗传是指父母的特质（如机体的构造、形态、感官和神经系统的特征等）通过基因向后代进行生物性传递。遗传因素是幼儿认知发展的物质前提，但它不能限定幼儿发展的过程以及所能达到的程度。

（2）成熟因素。成熟是指机体的成长，特别是指神经系统和内分泌系统的成熟。认知发展的重要条件之一便是成熟，它为形成新的行为模式和思维方式提供了一种可能性。幼儿的生理发育是幼儿认知发展的必备条件。

2. 环境因素

环境因素是指影响有机体发展的所有外部因素。幼儿要接触自然环境和社会环境，他们在与环境的相互作用之中学习，并通过这种学习不断提高适应能力。社会环境较自然环境对幼儿认知发展的影响更大，社会经验可能会加速或阻碍其认知的发展。无论多么优良的生物因素都只为幼儿提供了认知发展的可能性，而环境尤其是教育才能把这种可能性变成现实。

3. 主观因素

幼儿是独立的个体，他们不是被动地接受外界因素影响，其本身也积极地参与并影响自身的发展过程，且年龄越大，其主观因素对心理发展的作用也越大。例如，1～3岁的幼儿能在摆弄物品、玩具的过程中获得直接经验。3～6岁的幼儿主要通过游戏活动促进心理发展。

幼儿心理发展是主客体相互作用的结果。因此，考虑生物因素，要遵循幼儿身心发展的规律和特点，实施教育不能拔苗助长；考虑环境因素，要为幼儿营造良好的学习与成长环境；考虑主观因素，要关注并尊重幼儿的个体差异，做到因材施教。

知识小测

一、单项选择题

*1. 下列属于幼儿心理发展一般特点的是（　　　）。

A. 认识活动以成人教育为主要特点　　B. 情绪稳定

C. 心理活动及行为的无意性　　　　　D. 个性已经形成

#2. 导致"狼孩"心理发展滞后的主要因素是（　　　）。

A. 遗传有缺陷　　　　　　　　　　B. 生理成熟迟滞

C. 自然环境恶劣　　　　　　　　　D. 社会环境缺乏

二、判断题

*1. 具体形象思维是3～6岁幼儿的思维的主要形式。　　　　（　　　）

2. 3岁左右的幼儿已能基本掌握本民族的口头语音。　　　　（　　　）

三、填空题

1. 在幼儿的人际关系中，_____是最先形成的。

2. 心理健康状态是_____，心理健康的几个标志表现在个体身上的程度是_____。

第二节　幼儿常见心理行为问题与干预

问题情境

今天是幼儿园小班开学的第一天，妈妈把月月送入教室交给了老师，出来后听见教室里哭声一片。听一些家长说，孩子刚入学都是这样哭闹的，适应一段时间就好了。另外，幼儿园有些幼儿还出现了攻击性行为、说谎等情况。为什么会出现这些问题？日常该如何干预呢？

一、心理行为问题分析

心理行为问题是在特定情境或特定时间由不良刺激引起的心理异常现象，属于正常心理活动中暂时性的局部异常状态。

1. 心理行为问题产生的主要原因

幼儿正处于心理发展期，既容易得到好的环境和因素的影响，健康快乐成长；也容易受到各种不良因素的影响，甚至导致心理出现偏异，行为有违常态。后一种情形如果不及早发现、及早干预，不仅会影响幼儿后期的生活、学习，甚至会导致其成年时期出现各种心理问题，乃至心理疾病。

2. 心理行为问题的识别要点

在日常生活中，成人可从以下几个方面来判断幼儿的心理是否正常。

（1）从常态看行为表现。如果同龄大多数幼儿都这样表现，而他不这样表现，或大部分幼儿都不这样表现，他却这样表现，那么可能是不正常的。

（2）从程度看行为表现。如果某些心理活动的行为表现严重超出了大多数幼儿的表现程度，那也是不正常的。例如，由于幼儿认知发展水平较低，在想象与现实、记忆的正确性等方面出现与事实不相符的情况，而造成了说谎，这是正常的。但有些情况下，有的幼儿故意编造谎言，有的是为了达到某种目的，久而久之成为一种顽习，这就不正常了。

（3）从特定环境看行为表现。在某些特定情境下，幼儿的某些行为看起来好像不正常，但仔细观察分析，却不难发现这种行为表现是在特定环境下的正常反应。例如，成人对幼儿过分严厉，不分青红皂白地加以恐吓、责骂甚至体罚，幼儿做错了事怕受到惩罚，便会编造谎言来掩盖过失，这类行为表现是对某些特定环境的正常反应，而不属于心理问题。

（4）从发展规律看行为表现。正常的幼儿，其身体和心理都处于发展之中，如果幼儿在身心发展的某个方面停滞不前，甚至不进反退，那就是异常现象。例如，2~3岁幼儿一般都能开始用语言进行交流，而一个三四岁的幼儿却迟迟不愿意说话或难以用语言清晰表达想法和要求，则可能不正常。

判断幼儿心理发展正常与否，虽然复杂，但必须谨慎，必须结合其年龄阶段生理和心理发育的特征，考虑幼儿所处的社会环境特点及教育文化背景等，从多个方面进行细致的观察、调查和分析比较，综合判断，绝不能孤立地看其某一行为表现，也不能通过偶尔的行为表现就轻易下结论。

3. 常见的心理行为发育偏异问题

幼儿常见的心理行为问题主要涉及情绪、品行、睡眠阶段性不正常，有某种不良习惯或智能发育慢等，这些问题在3~6岁幼儿中表现得相对明显，3岁以下幼儿多见夜惊、屏气发作、分离焦虑、语言障碍、吮吸手指及习惯性摩擦等。

二、情绪问题

1. 焦虑

焦虑是幼儿最常见的情绪问题，以不安和恐惧为主，是无明显原因的或不现实的、先占性的情绪反应，伴恐惧、不安的认知和身体不适感，如胆怯、退缩、心慌、口干、头痛、腹痛等。焦虑的类型主要分为分离性焦虑、社交性焦虑和恐惧性焦虑。

（1）分离性焦虑。分离性焦虑在幼儿中较为常见，主要是与依恋对象（如主要的抚养人）分离或将要分离时产生的与发育水平不符的过度焦虑。幼儿焦虑可表现在躯体和行为两个方面。躯体表现主要有气促、心慌、胸闷、多汗、口干、头晕、恶心、呕吐、腹部不适、食欲减退、尿频、遗尿、便秘或便裤、睡眠不安、多梦、肌紧张、颤抖、抽搐等。行为表现主要有烦躁、哭泣、吵闹且难以安抚，或显得胆小、黏人、惶恐，大龄幼儿可能表现为紧张、恐惧、发脾气、抱怨、不愿去幼儿园、注意力不集中、不安地走动等。分离性焦虑产生的主要原因：一是陌生的人和环境带来恐惧感。二是生活习惯改变，个别要求不能得到及时满足。例如，小班幼儿出现强烈的分离性焦虑，多数是不能适应集体生活习惯导致的。三是幼儿自身的个性特点。一般外向大胆的幼儿适应能力较强，分离性焦虑较轻或没有；内向胆小的幼儿适应能力较差，分离性焦虑会较为严重。对存在分离性焦虑的幼儿，家庭要注意以下三个方面：一是要调整教养方式，鼓励幼儿主动与其他小朋友交往，可在幼儿非常熟悉和感到安全的地方尝试与亲人短暂分离，多带幼儿到托幼机构附近参观玩耍，同时给幼儿讲解机构的乐趣，使其熟悉机构环境，产生入园的愿望；二是让幼儿提前适应分离，也就是在入托、入园前半年被依恋者有计划地让幼儿独立地玩耍、看书、看电视等，或多让家里其他人帮助照看，帮助幼儿建立信任感；三是培养幼儿的自理能力，使幼儿能较快适应托幼机构的生活。

（2）社交性焦虑。社交性焦虑是指幼儿对陌生人持久或反复地害怕或回避，其程度超出了与其年龄相符合的正常范围，并出现社会功能失常，但同时其仍有选择性地与熟悉的家人和小伙伴保持正常的交往。存在社交性焦虑的幼儿经常对自己有消极的观念，如怕说错话或做错事等，有的往往不能认识到自己在社交场合的过分不安，而是表现为行为问题，如不肯离开父母、见人就发脾气、拒绝与朋友玩。对存在社交性焦虑的幼儿应注意：发挥家庭的作用，父母应增加技能训练；增加幼儿自信，让其进行常规体育锻炼，鼓励其多参加社交集体活动，以增强其应对能力，克服社交焦虑。

（3）恐惧性焦虑。恐惧也属于焦虑范畴，表现为对某些物体或特定环境产生强烈的害怕感并回避，这些物体或环境种类很多，常见的如猫、狗、蟑螂等动物，与陌生人的交往，去（到）高处、学校、黑暗和人多的环境等。这些物体和环境并不一定是有危险的，但当幼儿的害怕感大大超过了客观的危险程度，并因此回避和退缩时，幼儿的生活、学习和交往就会受到影响，这可能就是异常的恐惧了，达到了恐惧性焦虑的范畴。该问题的产生和幼儿的气质以及意外事件发生等有关。

解决此类问题的方法主要是支持性心理疗法，通过疏导、鼓励、耐心地询问其担心与害怕的内容，帮助其放松或教给其放松技术。行为治疗包括系统脱敏法、冲击疗法、暴露疗法、正性强化法、示范法等。情绪症状严重者可考虑药物治疗。

2. 发脾气

（1）行为表现。发脾气是指在受到挫折后哭叫吵闹的现象。爱发脾气的幼儿一般较任性，常有不合理的要求。当要求未满足或受到挫折时就大发脾气，表现为大喊大叫、哭闹不止、就地打滚、撕扯衣服或头发；有的幼儿还踢人、打人，甚至用伤害自己的行为来威胁父母。劝说大多无效，只有当要求得到满足，或者不予理睬，经过较长时间后幼儿才会平息。

（2）主要原因。一是幼儿心理处在反抗期时，独立意识增强，变得固执、任性，稍不如意，情绪就会非常激烈。这是心理发展的必然过程。二是家庭教养方式不良。有的父母对幼儿过分严苛，或者对其限制过多，提出幼儿办不到的要求或满足不了其需求；有的父母对幼儿过度溺爱，满足其一切要求，而当某次要求未被满足时，幼儿就会出现负面情绪。

（3）干预措施。一方面要正确理解反抗期的幼儿，了解幼儿的心理需要，尽量营造快乐和谐的家庭氛围，避免和幼儿硬碰硬。另一方面要把握好原则，适度教养。若幼儿为某事发脾气，如果不是原则问题，则可适当让步；若涉及原则问题，则坚决不妥协，之后再帮助其树立正确的认识；若幼儿情绪激动，难以听进劝告，可采用情绪转移法，用其喜欢的玩具或感兴趣的事件转移注意力，等事件过后再与其适度沟通。

三、品行问题

1. 攻击性行为

（1）行为表现。攻击性行为是指有意伤害他人身体或心理的行为，多表现在身体和语言的攻击上。就其行为动机而言，主要有以下三种表现形式。一是取乐性攻击，即以语言、身体或工具直接或间接地向他人施以攻击，以取得心理快乐的攻击性行为。例如，拿假的带毛物吓唬胆小或年龄小的幼儿等。二是手段性攻击，即为试图获得某一目的物而产生的攻击性行为。三是敌对性攻击，即以故意伤害他人为目的而产生的攻击性行为。

（2）主要原因。一是幼儿个性特点。处在反抗期的幼儿，往往一切以自我为中心，自控能力差，易怒，易冲动。二是家庭教育不当。幼儿出现攻击性行为后得不到及时制止，或者父母本身有攻击性行为等。三是幼儿观察模仿的结果。

（3）干预措施。一是改善其人际关系。多支持、鼓励幼儿与他人友好相处，多为幼儿创造与他人合作的机会，帮助幼儿学习与他人相处、调节情绪及面对挫折的方法等。二是改善教养方式。家庭应进行正确的引导和教育，而应为他们提供一个温暖、宁静、祥和的生活环境。成人还要以身作则。三是适当进行干预。在幼儿攻击性行为发生后，成人应该及时干预，让幼儿懂得什么行为是错误的，应该遵守哪些规则等。

2. 说谎

（1）有意说谎。有意说谎是指幼儿为达到某种目的而说谎。这类说谎与品行有关，主要表现及保育策略：一是为取悦成人而说谎。这类说谎属于有意编造事实骗人，错误性质较为严重，多发生在 5 岁以上幼儿。其产生多与成人的教育不当有关。因此，成人要正确把握幼儿期望，及时进行批评教育。二是通过说谎满足虚荣心。对于此类说谎，成人不能只简单地批评，而应耐心说服、讲明道理、指出问题，引导幼儿切实认识到说谎是无效的、不好的。三是为开脱责任、逃避惩罚而说谎。这类说谎多是因为害怕，其产生主要是乱惩罚导致的。成人尤其是家长，在处理这类错误时应首先反省自己给幼儿心理造成的影响，而不只是一味地对幼儿严厉指责。

（2）无意说谎。无意说谎是由幼儿的心理发展特点造成的。一是幼儿为了满足个人愿望，有时会把幻想、愿望与现实混合在一起。二是理解性心理错觉。幼儿常因认识不足和理解错误产生心理错觉，用想象的情节代替记忆不确切的情节，于是便出现了"说谎"现象。三是自信心的萌动，幼儿在理解问题上过于简单或不善于分辨想象与现实，会不切实际地夸海口，由此会被认为是说谎。对于无意说谎，成人不应对幼儿进行指责，而要理解说谎存在的必然性，要在了解原因的基础上引导幼儿表达。

四、睡眠问题

1. 夜惊

（1）行为表现。夜惊是入睡后所产生的一种惊恐反应，属于睡眠障碍。入睡后不久（通常为 15 ~ 30 分钟），在没有受到任何外部刺激的情况下会突然惊醒，有的出现抽搐、尖叫，有的在床上翻来覆去，有的跑出房子大声哭喊，有的两眼瞪直或紧闭、手脚乱动，有的出现心跳加快、呼吸急促、全身出汗等情况。但实际上其什么都看不见、听不见。这时如果叫他，通常难以唤醒，对于他人的安抚、拥抱等不予理会。其发作可持续数分钟（常在 10 分钟以内），发作后仍然能平静入睡，睡醒后基本上对此事没有记忆，发作次数不定，可隔数天发作一次，严重者可一夜几次频繁发作。

（2）主要原因。一般认为，夜惊可能与以下因素有关：一是神经功能失调。幼儿正处于生长发育阶段，神经系统发育尚未完善，对意识活动的支配调节功能尚未健全，大脑皮层对皮层下中枢组织不能起到很好的协调作用。二是精神紧张，焦虑不安。幼儿离开亲人进入陌生环境，或者受到成人的严厉责备等，均会引起其大脑过度兴奋，导致夜间睡觉时发生惊跳。三是不良的睡眠习惯，如将手压在胸口上、蒙头睡觉、趴着睡觉等。四是躯体患有疾病，如严重缺钙、鼻咽部疾病致使呼吸不畅等都可引起夜惊。五是睡眠环境不良，如噪声污染、空气不通畅等。

（3）干预措施。第一，大多数夜惊会自行消失，无须特殊处理。少数幼儿夜惊可能是癫痫发作，如果幼儿在白天精神、行为也有异常，应及早去医院诊治。第二，避免过度紧张，要消除引起幼儿精神紧张与焦虑的各种因素。在发生夜惊后要将幼儿抱在怀里，轻轻地抚慰。第三，注意培养幼儿良好的睡眠习惯。改变不良环境，坚持规律作息，避免睡前过度兴奋或恐惧。第四，要预防和治疗生理性疾病，若有疾病应及早进行治疗，有时需检查幼儿是否缺钙。

2. 遗尿症

（1）行为表现。遗尿症是发生于白天或黑夜的排尿失控现象。尿床对于较小的幼儿来说是一种比较普遍的现象，若幼儿5岁以后在白天或夜间仍经常发生不自主地排尿，则应视为患有遗尿症。在患遗尿症幼儿中，男童多于女童。遗尿症可分为器质性遗尿症和非器质性遗尿症。其中非器质性遗尿症也被称为功能性遗尿症，它可作为正常幼儿尿失禁的异常伸延，也会在幼儿学会控制小便之后才发生。

（2）主要原因。一是器质性因素，如脊柱裂及尿道狭窄等先天性异常、泌尿系统反复感染、糖尿病、尿崩症和智力发育障碍等。二是睡眠障碍，白天疲劳（兴奋）过度，引起夜间睡眠过深，即使有尿意也不能醒来。三是习惯没有养成，有的幼儿使用尿布时间过长，以致从小没有养成良好的排尿习惯。幼儿期的排尿训练不当，如过早的排尿训练，排尿训练过于粗暴或频繁。四是强烈的心理刺激，由精神紧张引起的大脑皮层功能失调，如入托时与父母突然分离，或者因意外事故受到惊吓等。五是遗传因素。

（3）干预措施。一是要了解原因，消除精神因素。消除引起幼儿精神紧张的各种因素，要耐心地鼓励，培养其正常的排尿能力，帮助其逐步树立克服遗尿的信心。二是考虑行为训练，如睡前少喝水，睡前提醒排尿，睡后使用闹钟，在幼儿经常夜尿的时间唤醒幼儿，使幼儿清醒地排尿，养成习惯；进行忍尿训练，增强膀胱括约肌的控制功能，白天当幼儿有尿意时，令幼儿有意地忍尿，以膀胱有胀满的感觉为限，在训练过程中需对幼儿进行口头或实物鼓励；要安排好其一日生活，避免白天过于兴奋，晚间适当控制饮水量。在幼儿起床后，成人要清洗、晾晒遗尿幼儿尿湿的衣物和被褥。另外，对于患有躯体疾病的幼儿还应及时进行治疗。

五、不良习惯问题

1. 吮吸手指

（1）行为表现。吮吸手指是指幼儿反复自主或不自主地吸吮拇指、食指或其他手指的行为。0～4个月的婴儿吸吮唇周碰到的物体是正常的生理反射。吸吮手指大多开始于3～4个月，18个月时达到高峰，这种行为会随年龄的增长而逐渐消退，一般在2岁以后会逐渐消失，尤其是白天。

（2）主要原因。一是喂养方式不当。没能满足幼儿吮吸的需要和欲望，致使幼儿以吮吸手指的方式来满足吮吸的需要，最后逐渐形成习惯。二是缺乏成人的关爱。缺乏关爱尤其是母爱，很容易导致幼儿从小用吮吸手指或衣物等行为作为抑制饥饿或进行自娱自乐的方式，长期这样就养成了习惯。三是幼儿心理处于紧张状态。成长于父母争吵、家长过于严厉等不良环境中，幼儿会不自觉地表现出吮吸手指的行为。

（3）干预措施。短时间内一次性的刻板行为不需特别纠正，会随年龄增长而自然消失。如果刻板行为持续较久，或者对生活、学习、身体健康产生了影响，则需要干预。一是顺其自然。如果发现幼儿在吸吮手指，不要把手指从他的嘴巴里硬拉出来，因为有时成人刻意或不恰当地制止反而会强化幼儿的不良行为。一般来说，4岁前吸吮手指属于幼儿的正常行为，不必过分关注和干涉，成人应该经常爱抚并及时满足幼儿的情感需要。二是给予关爱。要给予适度的关爱，尤其是母爱，使其在心理上能获得安全感和满足感；要注意定时、定量喂足、喂好，不要让其有明显饥饿感；避免使其紧张或感到孤独；不要对其行为进行责备或打骂，以避免吸吮手指情况更为严重。三是转移注意力。要以丰富多彩的活动、各种有趣的玩具，以及与同伴的交往吸引孩子的注意，分散和淡化其对吮吸手指的注意和依恋，以逐渐减少吮吸手指行为。四是避免嘲笑。五是从小注意培养其良好的生活习惯和卫生习惯。

2. 咬指甲

（1）行为表现。咬指甲是指经常控制不住地用牙齿咬手指甲的行为。这一行为多发生在3岁以上的幼儿身上，表现较严重的会将十个手指的指甲都咬得很短，有的会把指甲床咬出血来，还有的甚至咬手指上的各个小关节。

（2）主要原因。咬指甲行为主要与其紧张的心理状态有关，如受到成人批评、训斥，或家庭不和睦、有困难时，也有部分行为是由对周围成人或同伴的模仿导致的。另外，体内缺钙、缺铁的幼儿也可能咬指甲。咬指甲一旦形成习惯，即使不处于紧张状态，也会经常表现出这一行为，甚至终生难改。

（3）干预措施。一是早发现、早矫正，年龄越小越易矫正。二是注意消除紧张因素，学会放松的技巧，例如，在幼儿紧张到要咬指甲时，让其双手紧握拳或手中拿个玩具等，帮助其调节自己的心理状态。三是多给予关心，多引导其参加各种游戏和活动，使其摆脱紧张情绪，轻松而又愉快地生活和活动。四是注意培养其良好的卫生习惯，如勤剪指甲等。另外，对于严重者要采取行为治疗，矫正要持之以恒，避免急于求成。

3. 习惯性阴部摩擦

（1）行为表现。习惯性阴部摩擦是指幼儿反复用手或其他物件摩擦自己外生殖器的行为，也称为"儿童夹腿综合征"。此问题最早发生在1岁左右，1～3岁幼儿多见，5～6岁最为频繁，男童多于女童。幼儿在抚弄或摩擦自己的性器官时，常常会伴有面红、眼睛凝视、表情紧张等不自然现象。

（2）主要原因。产生的原因可能是幼儿自然而然的身体探索，也可能是外阴局部刺激引起瘙痒，继而发展成习惯性动作。有的则是幼儿因无聊而玩弄外生殖器或大人逗玩幼儿外生殖器，使幼儿逐渐养成习惯，这种情况多见于男孩。另外，幼儿在情绪不安、缺乏母爱、遭受歧视或情感得不到满足时，也会把抚弄或摩擦自己的性器官作为一种情感表达方式。

（3）干预措施。第一，一旦发现幼儿存在这种行为，首先应细致地了解并分析原因。第二，多给予关爱，避免用打骂、羞辱等方式粗暴制止。如果行为偶然出现，成人可适当忽视，并用分散注意力的方法纠正其行为，还要注意营造良好的家庭环境，给幼儿充分的温暖和爱抚。第三，要帮助幼儿形成良好的生活、卫生习惯，经常清洗；养成上床后就入睡、醒来后就起床的良好习惯；避免穿过紧过小的裤子，以免引起不适；晚上不要盖得太多。第四，如果幼儿患有蛲虫、湿疹等，要及时请医生治疗。

六、智能发展问题

1. 口吃

（1）行为表现。口吃是指说话时不自主地在字音或字句上表现出不正确的停顿、延长或重复的现象，是一种常见的语言节奏障碍。具体表现为常在某个字或单词上出现停顿、重复、拖音等现象，说话不流畅。呼吸和发音器官的肌肉紧张性痉挛妨碍了发音器官的正常运动，使得说话时唇舌不能自如地活动，为摆脱发音困难，常有跺脚、摇头、挤眼、歪嘴等动作。口吃者还常伴有其他异常的表现，如易兴奋、易怒、胆小、有睡眠障碍等。

（2）主要原因。一是精神紧张。精神创伤、受惊吓等原因较为常见，而口吃本身又会加重其心理紧张。二是模仿的原因。幼儿具有好模仿的特点，经常加以模仿，时间长了便形成习惯。三是成人教育失误。两三岁的幼儿正处于学习口头语言的阶段，说话时可能为了选择词语，会表现出重复、拖音或语言不流畅等现象。这在幼儿语言发展过程中属于正常现象，是一种发育性的口吃。随着年龄的增长，这种口吃现象会逐渐消失。如果成人做过多的矫正，或采取恐吓手段逼迫矫正，幼儿会无所适从，从而出现口吃。四是身体疾病。一些严重的躯体疾病，如百日咳、流感、麻疹，或脑部受到创伤，可能造成大脑皮质功能减退而引起口吃。

（3）干预措施。一是正确对待年龄因素导致的口吃。二是消除幼儿的紧张情绪。对幼儿说话不流畅的现象，不要模仿、讥笑，要消除环境中可致幼儿精神过度紧张不安的各种因素。三是日常注意引导。成人说话时，要准确发音，并以平静柔和的语气与之对话，以起到示范作用；成人也可让幼儿多练习朗诵、唱歌；对年龄较大的幼儿可教他学习慢慢地、有节奏地说话、朗读。

2. 言语和语言障碍

（1）行为表现。有接受性言语障碍的幼儿在1岁半时还不能理解简单的言语指令。他们能够对环境中的声音做出反应，而对有意义的言语却缺少正确的反应。有表达性言语障碍的幼儿在1岁半时能够理解简单的言语指令，根据言语指令做出相应的反应。他们在学习说话时能发出一些语音，但是常常不能很好地组词，词汇贫乏，难以听懂语句，学习语言比一般幼儿要慢得多。这些幼儿的智力发展一般良好，由于语言交往方面存在困难，这些幼儿可能出现焦虑不安、退缩、执拗、遗尿、吮吸手指等表现。

（2）主要原因。脑组织的有关部位功能发育不完善，幼儿缺少语言刺激、教育和训练；孩子出生后父母忽视了早期对孩子的语言刺激；父母因为工作繁忙，平时缺乏与孩子的语言交流；生活环境单调，孩子与外界缺乏交流；父母溺爱，知道孩子所思所想所需，孩子一开口家长就心领神会，满足其各种需求，使孩子失去锻炼的机会；父母教育教养方式不良，如强迫孩子重复自己的话，如果说错就横加指责，对孩子进行灌输式教育等。

（3）干预措施。仅有表达性言语障碍的幼儿，一般随着年龄的增大，不经治疗也可以逐渐获得正常的语言能力；有接受性言语障碍的幼儿则需要经过特殊的训练才有可能获得语言能力。如果孩子有言语障碍，可采用神经营养治疗促进幼儿大脑发育，完善其语言功能；言语训练越早越好，家长要参与训练过程，家园同步训练。另外，要注意优化幼儿的心理社会环境，增加其与小伙伴及其他各类人群交往的机会；在教其说话时，发音要清晰准确，以便于其模仿学习，也可通过朗诵、唱歌等活动加强言语训练。

3. 发展性语音不清

（1）行为表现。发展性语音不清是指幼儿不存在发音器官或神经系统的器质性病变，但是在说话时语音不清晰，讲话不能成句。轻者说话能被人听懂，但是吐字不准、语音含混，重者让人不知所云。

（2）主要原因。与发音有关的神经系统发育迟缓，或者在学习语言时，与发音不好的人交往和学习，都有可能产生该问题。

（3）干预措施。可采取训练和心理治疗的方法来改善。训练要点如下：进行构音器官的运动训练，如张口、闭口、伸舌、缩舌、卷舌等；进行呼吸训练，如吹泡泡、吹蜡烛、吹气球等；进行图片听说训练，先用较常用的单词，再过渡到句子、颜色和大小，在训练时放慢语速，让幼儿看清成人的口型和手势，通过视听综合刺激加深印象；进行诱导发音的训练，可利用象声词和双唇音开头的词诱导其模仿发音；可以在幼儿的身上或者手上有节奏地轻轻拍打，让幼儿感受节奏，从而训练他掌握说话时的节奏；让幼儿练习绕口令，使幼儿的吐字发音得以强化，并对发音容易混淆的词语进行辨析；给幼儿阅读散文、诗歌，让幼儿从小就多方面地感受文学作品的韵律感和节奏感，同时通过不断丰富幼儿的词汇，让幼儿感受正确的发音，增强幼儿的语言运用能力；尽可能制造机会，多让幼儿与小伙伴在一起交流、玩耍。另外，言语矫正要辅以心理治疗，成人应通过语言、表情、动作给幼儿传递爱，使幼儿感到温暖、安全并产生积极的情绪，从而使其主动适应并探索外界环境，发展其智能。

4.多动症

（1）行为表现。注意缺陷多动症，又称多动症，多动症幼儿与同龄正常幼儿相比，表现为明显注意力不集中、活动过度及易冲动等。注意力不集中的表现为：主动注意功能明显减弱，对无关刺激过分注意；在上课、做作业时不专心，写字潦草，拖拉，出错频繁，丢三落四；易被周围事物转移注意力，与之对话时心不在焉，不能按要求完成任务，怕困难，回避或讨厌参加要求保持精神集中的事情，做其他事也往往有始无终；多动症幼儿智力正常，但由于不易集中注意力，学习主动性较低，上课不注意听讲，常常成绩不稳定或考试不及格。活动过度表现为不分场合过多地奔跑或爬上爬下，东奔西跑，静不下来，在幼儿园上课时，显得比同龄正常幼儿更坐不住、不专心，常擅自离开座位等。易冲动多表现为任性、倔强、冲动或缺乏自我克制能力，在集体生活中不合群，好与人争吵，行为幼稚或怪异，贪玩、逃学甚至打架、说谎、偷窃等，往往教育也无济于事。

（2）主要原因。由多种因素引起，遗传因素作用较大。此外，也与妊娠及分娩时脑轻微损伤、精神发育损害或延迟、中枢神经系统病毒感染和营养不良及不良的社会与家庭环境等多种因素有关。

（3）干预措施。应重点从心理、饮食和家校共育三个方面展开。在心理护理方面，由于疾病的影响，幼儿的异常行为让许多同龄伙伴甚至老师产生异样眼光，这使幼儿精神压力大、性格孤僻，在必要时可对幼儿进行特别的教育。要减少不良刺激，发现优点予以表扬以提高其自尊心，纠正幼儿的自卑心理；鼓励幼儿积极参加文娱、体育活动，使其过多的精力得以释放，培养其集中注意力的能力；为幼儿制定简单可行的规矩，使其养成独立、专心致志地完成一件事情的习惯；对于一些攻击性破坏性行为要严加制止。家庭要避免争吵或产生不良刺激，改善居住环境，尽力为幼儿提供良好的家庭教育环境，避免惊恐和意外事故，避免暴躁的教育方法，让幼儿感受到来自家庭的关爱，以缓解其心中的压力及恐惧心理。在饮食方面，限制幼儿摄入调味品、有人工色素和受铅污染的食物，以减轻症状。对于幼儿，一般不选择药物治疗，仅在病情严重影响生活和学习时才谨慎选择。

七、神经性障碍

1.孤独症

（1）行为表现。孤独症，又称自闭症，多发病于3岁前，孤独症幼儿可能存在多方面的障碍与异常。一是存在社会交流障碍，缺乏与他人的交流或交流技巧，与父母缺乏安全依恋关系等；二是存在语言交流障碍，一般表现为语言发育落后，或者在正常语言发育后出现语言倒退，或语言缺乏交流性质；三是存在重复刻板行为，常坚持重复刻板的游戏模式或生活活动模式，抵抗改变，缺乏变化和想象力；四是存在智力异常，表现为智力落后，但外貌无明显呆滞，可能在某些方面具有较强的能力，20%智力在正常范围，约10%智力超常，多数患儿记忆力较好，尤其是在机械记忆方面；五是存在感知觉异常，对听觉、视觉、痛觉等刺激反应迟钝，对周围环境中出现的人似乎"视而不见"，对他们的话也不予理睬。另外，孤独症患儿常常存在消化系统、免疫系统、感觉系统等多方面问题或异常，如痛觉迟钝，对某些声音或图像特别恐惧或喜爱，存在便秘、尿频或小便失控，消化不良或营养偏差，皮肤易生湿疹，易感冒，睡眠障碍等问题。

（2）主要原因。孤独症是多种生物学原因引起的广泛发育障碍，不是任何单独的社会心理因素引起的。典型孤独症主要体现为在社会性和交流能力、语言能力、仪式化的刻板行为三个方面同时具有本质性的缺损，就是所谓的"三联症"。不典型孤独症则只具有其中之一或之二。

（3）干预措施。本类问题的主要治疗方法是教育治疗和行为治疗。教育治疗的目标是教会他们一些有用的技能，如日常生活的自助能力，与环境协调配合、遵守行为规范、利用公共设施等基本的生存技能。在交流交往的训练中，注视和注意力训练是最基本的，要及早进行，训练还要注意个别化，针对具体情况制订详细的计划和步骤，将要达到的目标分解成非常小的步骤，一步一步让患儿掌握，并长期坚持。行为治疗能让孤独症患儿学会社会适应、认知以及运动方面的特殊技能，重点应放在促进孤独症患儿的社会化和语言发育上，治疗方案应个别化，帮助其尽量把在医院或学校学到的技巧移植到家里或其他场合。通过父母和特殊教育教师来实施的行为治疗可取得最佳效果。

◎ **育婴专栏**

孤独症婴儿早期较难抚养，其表现为睡眠少、好尖叫，只有在童车里被推着走或被抛着玩、听音乐或其他节奏感强的声音时才可以安静下来；倔强、固执，对拥抱没有回应，洗澡和穿衣时挣扎、反抗；有的则表现得特别安静，整天不声不响地躺着，不注意周围的动静，不理会父母的来去，饥饿或不舒服时缺乏相应表示，常在童车里摇晃或撞头，对发光的东西、旋转的风扇和车轮子等有特殊兴趣，而对一般婴儿感兴趣的东西无动于衷。6～7个月仍分不清亲人和陌生人，不恐惧陌生人；常回避与别人对视，忽视周围人，不需要父母的关注与爱抚，与人感情疏远。行为方面出现典型异常或偏迟，过早出现一些与正常婴儿迥异的情况，如7个月时看到父母叫"爸、妈"等。

2. 强迫症

（1）行为表现。强迫症是一种明知不必要，但又无法摆脱、反复呈现的观念、情绪或行为。幼儿反复怀疑自己事情没有做好、患上某种疾病；反复回忆某件事、某句话，如反复想没有什么意义的一句话，如果被打断，就必须从头开始，因怕被打扰而情绪烦躁。强迫行为具体包括反复洗手，反复计数，反复检查物品是否还在、门窗是否关好等。有时幼儿会做一系列的动作，在动作做完之前被打断则重新再来，直到满意为止。强迫症状的出现往往伴有焦虑、烦躁等情绪反应。幼儿的强迫行为多于强迫观念，年龄越小，这种倾向越明显。这些幼儿的智力正常，很多时候反强迫的体验并不明显。

（2）主要原因。强迫症产生的原因与先天素质、性格基础、家庭影响、教育方法不当等有关。一是严重的疾病、外伤，突然的精神创伤，或长期处于过度的精神紧张状态，精神负担过重等，均可能成为诱发因素，导致症状出现。二是幼儿患强迫症前常有过于严肃、拘谨、胆小、不活泼等表现，幼儿的父母也常有胆小、过度谨慎、追求完美、过于克制、呆板等不良性格特征。三是家庭对幼儿苛求，如对清洁卫生过分要求、生活刻板规矩等，也可能诱发本病。

（3）干预措施。一是有正确认知，有强迫表现不等于有强迫症，但如影响幼儿正常生活与学习时须考虑就医；二是提早正确治疗，行为治疗是最常用的方法。家庭治疗也较为重要，通过家庭治疗可以纠正家庭不当的养育方法。

知识小测

一、单项选择题

*1. 转移注意力是矫治（   ）的好方法。

A. 吃手 　　　　　　　B. 遗尿

C. 夜惊 　　　　　　　D. 说谎

第三章知识导图

*2. 让幼儿说话时（　　　），可降低发生发育性口吃的可能性。

A. 紧张　　　　　　　　B. 放松

C. 担心　　　　　　　　D. 过分担心自己的语言

二、判断题

1. 过度依赖的主要原因是幼儿在成长中缺乏关爱，缺失安全感。（　　　）

2. 成人对遗尿幼儿应给予帮助，使其树立克服遗尿的信心。　　（　　　）

三、填空题

1. 攻击性行为是指有意伤害他人身体或心理的行为，多表现在_____和_____的攻击上。

2. 注意缺陷多动症，又称_____；孤独症，又称_____。

实训活动：幼儿心理健康问题的讨论

活动目的

通过总结与讨论，进一步认识幼儿心理异常的表现，学习对异常行为的干预措施。

活动准备

纸、笔。

第三章
学海拾贝链接

第三章
知识小测参考
答案

活动过程

1. 制作幼儿常见心理行为问题观察表，形式可参考表3-1。

表3-1　幼儿常见心理行为问题观察表

观察地点：　　　　观察对象：　　　　观察日期：　　　　观察者：

主要问题	具体类型	行为表现要点	幼儿姓名

2. 以小组为单位，讨论并总结幼儿常见心理行为问题的表现要点。

3. 拜访托幼机构的保教人员，请教其对待幼儿心理行为问题的经验。

第四章

幼儿营养与膳食卫生

◇ 本章导入

　　东汉末年著名医学家张仲景被称为"医圣"。张仲景广泛收集医方，写出了传世巨著《伤寒杂病论》。其中确立的辨证论治原则，是中医临床的基本原则，是中医的灵魂所在。医圣张仲景认为，在不同季节，饮食也应不同，由此才能达到养生的效果，春季饮食应以"甘凉"为主，夏季饮食应以"甘寒"为主，秋季饮食应以"甘润"为主，冬季饮食应以"甘温"为主。

　　蛋白质、脂肪、碳水化合物、水、维生素、矿物质和膳食纤维是幼儿生长发育必需的七大营养素。其中，蛋白质、脂肪、碳水化合物为产能营养素，水、维生素、矿物质和膳食纤维为非产能营养素。食物是提供热能及各种营养素的物质基础，食物种类繁多，其营养价值各有不同，食物的选择、搭配与利用均需依据其营养特点，还要注意饮食卫生。特别是幼儿，营养过多或过少都会对幼儿的身体产生负面影响，甚至可能导致各种营养性疾病。因此幼儿的合理膳食必不可少。

◇ 知识目标

1. 了解生长发育所需的各种营养素。
2. 知道各类食物的营养价值与利用方法。
3. 熟悉幼儿膳食的特点、注意事项及各种食物的推荐量。

◇ 能力目标

1. 能借助工具查找幼儿所需营养素的参考摄入量。
2. 能为家庭的合理膳食提供建议。

◇ 素质目标

1. 通过幼儿所需营养素相关知识的学习，树立科学的营养与膳食观念。
2. 通过对幼儿膳食特点等的学习，增进对幼儿饮食卫生的关注。

第一节 幼儿所需的营养素

问题情境

一些宝妈会有相同的困惑：我的孩子长得很胖，饭吃得很多，但是医生却说有营养不良的情况。幼儿所需的营养素有哪些？过量或不足对幼儿有何影响呢？

一、产能营养素

1. 蛋白质

蛋白质是生命的物质基础，是人体细胞和组织的基本成分，具有参与调节人体的生理活动、供给能量、促进生化反应、防御病原体侵入等多种功能。蛋白质长期摄入不足将影响组织增长和修复，导致人体生长发育迟缓、组织功能异常甚至威胁生命。蛋白质并非越多越好。摄入过多会导致多种慢性疾病发生风险的增加，如肥胖、心脏病等。蛋白质摄入过多还会导致钙的排泄量上升，加剧骨质疏松。另外，由于蛋白质的代谢最终产物须从肾脏排泄，过多摄入蛋白质还会加重肾脏负担。

根据《中国居民膳食营养素参考摄入量 第 1 部分：宏量营养素》（WS/T 578.1—2017），幼儿每日膳食中蛋白质的推荐摄入量如表 4-1 所示。

表 4-1 幼儿每日膳食中蛋白质的推荐摄入量 单位：克 / 天

性别	年龄 / 岁								
	0 ~	0.5 ~	1 ~	2 ~	3 ~	4 ~	5 ~	6 ~	7 ~
男	9*	20	25	25	30	30	30	35	40
女	9*	20	25	25	30	30	30	35	40

注：* 为适宜摄入量。

2. 脂肪

脂肪主要来源于食物中的乳类、植物油、肉类。脂肪是供给能量的重要物质，同时还具有提供必需脂肪酸、防止散热及机械保护功能。根据《中国居民膳食营养素参考摄入量 第 1 部分：宏量营养素》（WS/T 578.1—2017），0 ~ 5 月龄的婴儿每天脂肪的适宜摄入量占总能量的 48%，6 ~ 11 月龄的婴儿每天脂肪的适宜摄入量占总能量的 40%，1 ~ 3 岁的幼儿每天脂肪的适宜摄入量占总能量的 35%，4 ~ 6 岁的幼儿每天脂肪的参考摄入量占总能量的 20% ~ 30%。充足的必需脂肪酸的摄入有利于新生儿脑和视网膜的发育。若脂肪供应太少，幼儿会体重下降、皮肤干燥，并会发生脂溶性维生素缺乏症。若脂肪供给过多，会造成肥胖，增加成年后患心血管疾病的危险性。

3. 碳水化合物

碳水化合物是能量的主要来源，是食物的重要成分之一。根据《中国居民膳食营养素参考摄入量 第1部分：宏量营养素》（WS/T 578.1—2017），0 ~ 5月龄的婴儿每天碳水化合物的适宜摄入量为 60 克，6 ~ 11 月龄婴儿每天碳水化合物的适宜摄入量为 85 克，1 ~ 6 岁的幼儿每天碳水化合物的参考摄入量占总能量的 50% ~ 65%。碳水化合物摄入不足影响幼儿生长发育，还会使大脑供能不足，出现脑功能下降，如记忆力减退，并可能发生低血糖。但碳水化合物摄入过量会导致心脏病、糖尿病和肥胖发生的风险增加。母乳中碳水化合物全为乳糖，乳糖易吸收，并能促进钙的吸收，有利于脑和骨骼发育。食物中谷类、乳类、水果、蔬菜中均富含碳水化合物。

二、非产能营养素

1. 水

水是机体的重要组成部分，是人类赖以生存的重要条件，参与体内所有的新陈代谢及体温调节活动。机体内新陈代谢和能量的需要量决定水的需要量。由于幼儿新陈代谢旺盛，能量需要量大，因此所需水分相对较多。婴儿每天需水量为 120 ~ 150 毫升/千克，1 ~ 3 岁幼儿需水量为 100 ~ 125 毫升/千克，4 ~ 7 岁幼儿需水量为 75 ~ 110 毫升/千克。

机体需要的水有三个来源：饮用水、食物中含有的水分及代谢水。对幼儿来说，理想的饮用水是白开水。影响幼儿饮水量的因素主要有活动量的大小、外界气温、食物的质与量等。一般情况下，气温越高，活动量越大，幼儿出汗就会越多，对水的需要量就越大；摄入的蛋白质、无机盐较多，在排泄这些物质时需要的水就较多，对水的需要量也就较多。

◎ 育婴专栏

一般来说，婴儿摄入足量母乳，水分就能满足需要。人工喂养的婴儿要适当给其喂些白开水。冬天多风、干燥天气，或者室内温度偏高时要及时为婴儿补充水分；若婴儿发热、腹泻、失水过多，则要多补充水分。

2. 维生素

维生素是维持正常生长及生理功能所必需的营养素，参与和调节代谢过程，与酶关系密切，是许多辅酶的成分。一般健康孕妇分娩的新生儿，不太会缺乏维生素，因此不需要额外补充。如果孕妇在妊娠期时维生素摄入严重不足、胎盘功能低下或发生早产，则新生儿可能会缺乏维生素。

维生素按溶解性可分为水溶性和脂溶性两大类。水溶性维生素包括维生素 B_1、维生素 B_2、维生素 C 等，由于易溶于水，多余部分可迅速被排泄，在烹饪过程中易损失，体内不能贮存，必须每天供应。脂溶性维生素包括维生素 A、维生素 D、维生素 E 等，可在体内贮存，无须每天供应，但因排泄较慢，缺乏时出现症状较晚，过量则易蓄积中毒。维生素缺乏症及常见食物来源如表 4-2 所示。

表 4-2　维生素缺乏症及常见食物来源

类别	缺乏症	常见食物来源
维生素 A	夜盲症、眼干燥症	肝、蛋黄、乳类、胡萝卜、柿子等
维生素 B_1	神经炎、脚气病	酵母、谷物、豆类
维生素 B_2	神经炎、口角炎、日光性皮炎	蛋黄、牛奶、动物肝脏
维生素 C	坏血病、抵抗力下降	水果、蔬菜
维生素 D	佝偻病、骨质疏松症	动物肝脏、蛋黄、坚果
维生素 E	上皮细胞变性、孕育异常	坚果、植物油

注意：食物中的维生素 C 极易流失或破坏，因此加工和处理方法较为重要，如土豆先洗后切比先切后洗的维生素 C 流失少，生吃某些蔬菜（如西红柿）可避免烹调损失，蔬菜、水果在储存中也会造成损失，而低温储存、避光储存则可减少损失。

3. 矿物质

矿物质不提供能量，但参与机体构成，具有维持体液渗透压、调节酸碱平衡的作用。人体内含量大于体重 0.01% 的矿物质为常量元素，如钙、磷、钾、钠、镁、氯；含量小于体重 0.01% 的矿物质为微量元素，如铜、铁、锌、硒、碘、铬等。新生儿对钾、钠、镁、锌等的需要可从母乳或奶粉中得到满足。一般足月儿在胎儿期就储存了足够其出生后四个月内使用的铁，之后就要添加辅食以满足需要。新生儿肠道能够吸收母乳中 50% ~ 70% 的钙，母乳

不宜食用过咸的食物

乳糖丰富，能促进钙的吸收。幼儿若矿物质代谢不平衡，则会出现疾病。

4.膳食纤维

膳食纤维是植物性食物中的多糖类碳水化合物，主要源自植物的细胞壁，人体肠道没有分解这类碳水化合物的酶，所以常以原形排出体外。具有生理功能的膳食纤维主要包括：纤维素，可吸收水分，促进排便；半纤维素，可与铁、锌、钙、磷结合，减少机体对其的吸收；果胶，吸水后可形成凝胶，降低食物中糖密度，减少食饵性胰岛素分泌；木质素，可吸附胆酸，减少重吸收，因此有利于降低血清胆固醇的浓度。短期内膳食纤维过少，可引起便秘。长期膳食纤维摄入过少，将增加心血管疾患、肠道疾患、2型糖尿病发生的风险。但膳食纤维摄入过多，会引起胃肠胀气，同时会影响机体对其他营养素的吸收。一般认为，随着辅食的添加，幼儿膳食纤维的摄入量也应随着年龄的增长加以提高。全谷物（谷物表皮）、豆类、水果、蔬菜等是膳食纤维的主要来源。坚果和种子中膳食纤维的含量也很高。

一些矿物质对人体的影响及常见食物来源

知识小测

一、单项选择题

*1.幼儿如果摄入蛋白质、无机盐多，对水的需要量会（　　　　）。

A.与摄入蛋白质、无机盐少时一样

B.少

C.多

D.与摄入蛋白质、无机盐适中时一样

*2.维生素D的摄取应该（　　　　）。

A.多多益善　　　　B.较少　　　　C.可多可少　　　　D.适中

二、判断题

*1.冬季，幼儿的喝水量和夏季一样。　　　　　　　　　　（　　　）

2.缺乏维生素C易患坏血病。　　　　　　　　　　　　　　（　　　）

三、填空题

1.人体内含量大于体重0.01%的矿物质为_____元素，含量小于体重0.01%的矿物质为_____元素。

2.膳食纤维是_____中的多糖类碳水化合物，主要源自植物的_____。

第二节 食物的营养价值与利用

问题情境

　　有些人认为米白、面精营养价值才高；有些人认为价格高的食物其营养价值自然也会高；有些人认为谷类等主食能量过高，日常应多进食高蛋白、高脂肪的食物。那么，各类食物的营养价值如何？如何更好地利用呢？

一、食物的种类及营养价值

　　食物的营养价值通常是指食物中所含营养素和热能能够满足人体营养需要的程度。营养价值的高低，取决于食物中所含营养素是否齐全、数量是否充足及比例是否恰当。实际上，天然食物中所含的营养素，其分布及含量都不是十分均衡的，有各自的特点。根据中国人的饮食习惯，可以将经常食用的食物分成以下几大类。

　　1. 粮食类

　　粮食类包括稻米、小麦等主粮，大麦、小米、玉米、高粱、薯类等杂粮。粮食中的淀粉达谷粒总质量的 70% 以上，而淀粉是可消化吸收的糖类，经烹调后容易被消化吸收，因此它是机体最为理想而经济的热能来源。谷皮里面是一层糊粉层，糊粉层约占谷粒质量的 6% ~ 7%，含有较多的脂肪、蛋白质、丰富的 B 族维生素与无机盐，并含有较多的磷，此层含有的营养素相对较高。因此，粮食类食物尽量不要过度精加工，以免使糊粉层与谷皮同时混入糠麸中而丢失营养物质。

　　2. 豆类

　　豆类的品种较多，按营养成分含量不同可分为两大类。第一类是大豆类，包括黄豆、黑豆、青豆，含有较高的蛋白质（35% ~ 40%）与脂肪（15% ~ 20%）；第二类是除大豆以外的豆类，包括豌豆、蚕豆、绿豆、赤豆、豇豆、小豆、芸豆等，含有较高的糖类（55% ~ 65%）、中等量的蛋白质（20% ~ 30%）和少量脂肪（低于 5%）。

　　所有豆类总蛋白质的氨基酸组成都较好，接近人体的需要，而且富含粮食中较为缺乏的赖氨酸。大豆蛋白质是来自植物的优质蛋白质，是谷类蛋白质的理想氨基酸互补食品，大豆油脂中含有的不饱和脂肪酸高达85%，而且钙、磷、铁的含量也很高，B族维生素中硫胺素的含量较高，也含有一定量的核黄素。

豆制品主要有豆腐、豆浆、豆芽、豆乳等。大豆制成豆制品后，可明显提高消化率，并可提高大豆中铁、锌、钙、铁的利用率。豆类及豆制品是既营养又经济的食品，但要注意生豆浆必须煮沸才能喝，否则会引起中毒。

3. 蔬菜水果类

蔬菜水果含有人体需要的多种营养素，以及大量水分，是膳食中无机盐和维生素的主要来源。黄色、红色、绿色蔬菜富含维生素C、胡萝卜素、铁、钙等，而且蔬菜价廉物美，有的可作水果食用，如西红柿、黄瓜、胡萝卜等。蔬菜水果含有机酸、果胶、纤维素，有利于食物的消化吸收，可防止便秘。需要注意的是，蔬菜水果易被农药污染，易腐败变质，所挑选的蔬菜水果一定要新鲜。水果应削皮吃，蔬菜要清洗干净。蔬菜和水果不宜储存时间过长，烹调加工时注意采用科学的方法，减少营养素的损失。发芽的土豆、未煮熟的四季豆、新鲜的黄花菜不应食用，以免发生中毒。

4. 畜禽肉类

畜禽肉类是日常生活中的动物性食物，含有生长发育与保健所需的营养素，且含量很高，营养价值极高。畜肉类食物以猪肉、牛肉、羊肉为主，常见的制品有香肠、火腿、腊肉等。禽肉类食物以鸡肉、鸭肉、鹅肉为主，常见的制品有盐水鸭、烤鸭、炸鸡等。动物性食物中的动物肝脏富含多种维生素和无机盐，营养价值优于肉类，但注意在烹调时要采用多种方法，改善其色香味。

5. 鱼类

鱼肉是优质蛋白质的良好来源，蛋白质含量为15%～20%。鱼肉蛋白质含有人体所需要的各种必需氨基酸，特别是含有人体需要量较大的亮氨酸和赖氨酸。鱼肉中的结缔组织含量远比畜禽肉的少。鱼的肌纤维较短，水分较多，脂肪较少，故肉质细嫩，易为人体消化吸收，消化率为87%～97%。鱼肉中的无机盐种类很多，如钾、钠、钙、镁、硫、磷、铁、铜、碘等。海水鱼富含碘，碘含量是畜肉的10～50倍，是人体获取碘的主要来源之一。鱼肉含钙量一般比畜肉高，海水鱼含钙量比淡水鱼高。鱼肉中还含有人体必需的微量元素。鱼肉某些维生素含量相当高，如鳝鱼、海蟹、河蟹的核黄素十分丰富。海水鱼的肝及肠含有丰富的维生素 A 与维生素 D，特别是鱼肝的脂肪中，含有极为丰富的维生素 A 与维生素 D。

6. 奶及奶制品

奶类主要是人奶、牛奶和羊奶。奶制品，主要是牛奶制品和羊奶制品，其种类有炼乳、奶粉、酸奶、奶油、奶酪等。一般情况下，牛奶中的各种成分比较稳定，牛奶蛋白质含有全部必需氨基酸，其相对含量与鸡蛋蛋白质相似，所以牛奶蛋白质消化吸收率高，为 87% ~ 89%，高于一般的畜禽肉类。牛奶蛋白质含有丰富的氨基酸，是优质蛋白质。牛奶中的脂肪微粒易于被人体消化吸收。牛奶富含钙、磷、钾，1 升牛奶可提供 1 克的钙，而且牛奶中的钙有很高的吸收率，可以保证幼儿生长发育期对钙的需要。牛奶的含铁量较低，在食用牛奶的同时需要注意铁的补充。牛奶中含有人体所需要的各种维生素，其中维生素 A、胡萝卜素、维生素 C、维生素 D 含量较高。

炼乳含糖量高，脱脂奶粉含维生素较少，都不适合幼儿食用。调制奶粉、酸奶适合幼儿食用。调制奶粉是按母乳组成成分和模式配制而成的，酸奶是由牛奶发酵而成的，使牛奶营养成分进一步优化，酸奶营养丰富，易被消化吸收，还有抑菌和刺激胃酸分泌的作用，是幼儿喜爱的食品。

7. 蛋类

常见的蛋类包括鸡蛋、鸭蛋、鹅蛋、鹌鹑蛋等。鸡蛋、鸭蛋食用最为普遍。蛋清中的营养素主要是蛋白质，蛋清蛋白质的氨基酸组成模式与人体蛋白质的氨基酸组成模式十分相近，故生物学价值达 95 以上。蛋黄比蛋清含有更多的营养成分，钙、磷、铁等无机盐主要集中在蛋黄中。蛋黄还含有较多的维生素 A、维生素 D、维生素 B_1、维生素 B_2 和磷脂，胆固醇的含量也较高。全蛋蛋白质几乎能被人体完全吸收，因为全蛋蛋白质不但含有人体所需要的各种氨基酸，而且氨基酸组成模式与人体蛋白质的氨基酸组成模式十分相近，因此，全蛋蛋白质是食物中最理想的优质蛋白质。

8. 食用油和糖类

食用油包括动物性油和植物性油，富含脂肪酸、热能、脂溶性维生素。植物油的亚油酸含量高于动物性油，营养价值优于动物性油。油脂存放过久，易发生酸败，脂溶性维生素会被破坏，不能食用；油料种子在存放时容易被霉菌污染，如花生最易被黄曲霉毒素污染；油脂在高温加热、反复使用时可产生致癌物质。食糖主要是低分子糖类，富含热能，其他营养素含量很低。食糖摄入过多易造成龋齿、肥胖等。

二、食物的选择

1. 食物选择的原则

食物的种类繁多，品种极其丰富。由于幼儿年龄小，对食物的要求较高，因此为幼儿选择食物应科学、合理，符合卫生、安全、富含营养、有利于消化的总要求。从营养学的观点出发，选择食物应遵循食物的安全性、营养性、多样性等基本原则。

（1）安全性。安全性是选择食物的首要原则。进食不安全食物不仅影响人体健康，甚至会危及生命。为了减少食物的不安全因素，应尽量选择绿色、有机、无公害的食品。

（2）营养性。营养性原则是指不同的食物具有不同的营养价值，人们摄取的食物有限，为了从中获得更多的营养，应尽量选择富含营养的食物。幼儿对所摄入食物的营养要求相对成人更高，不仅要维持自身的基础代谢、身体活动、食物消化等所需要的热能和营养素，还需通过此满足自身生长发育的需要，因此更要注重营养价值。

（3）多样性。多样性原则是指选择多样性的食物有利于身体健康。不同的食物所含的营养素不同，混合食用可达到营养素互补的效果，提高食物的营养价值，而如果摄入食物的品种过于单一，就不能满足人体对营养素的需求，还易造成某种有害物质的积累而引发中毒。

2. 不宜选择的食物

日常生活中选择食物时，对有些食物应尽量避免，对有些食物应尽可能少选用。有下列情形之一的食物不宜选用：霉变的粮食、溃烂的蔬菜和水果，有异味的鱼、肉、蛋等。因为这些食物的营养素被大量破坏，营养价值降低，并会产生致病因子。咖啡、浓茶等刺激性过强的食物会使大脑过度兴奋，影响人体正常作息，过多摄入酒精会引起中毒。腌制、烘烤和熏制的食物含有致癌因子，如咸菜、火腿、熏鱼等含有亚硝胺和多环芳烃致癌因子。含有农药、人工色素等有害物质的蔬菜、水果，必须洗净浸泡后才能食用，防止农药中毒。天然有毒的食物，如青西红柿、发芽的土豆、新鲜的黄花菜、未炒熟的四季豆等，不应选择。畸形的动植物一般都受到过污染，也不宜食用。

三、食物的搭配

食物搭配是将多种食物混合，发挥各种食物的营养效能，从而获得健康食谱。以下方法是一些常规的搭配方法。

1. 粗细粮搭配

任何单一的食物都不能保证所有的营养。例如，米、面的赖氨酸少，甘薯里赖氨酸却很多；细粮容易消化、口感好，粗粮含有丰富的 B 族维生素、膳食纤维。粗细粮搭配会提高营养价值。例如，做米饭或熬粥时可加入适量的赤豆、绿豆、大麦、小米等，做面食时在面粉中加些玉米粉等。

2. 荤素搭配

动物性食品多属酸性食物，富含优质蛋白质、磷、钙，脂溶性维生素含量也高；蔬菜为碱性食物，富含维生素、不饱和脂肪酸和纤维素。荤食和蔬菜搭配，不但可以在营养上互补长短，而且可以使体内酸碱基本平衡。因荤素搭配菜式易翻新，可达到色、香、味俱佳，能有效促进人的食欲。

3. 生熟搭配

有些蔬菜可以生吃，生吃对保持其中的水溶性维生素有利。尤其在夏天，可多吃些凉拌黄瓜、西红柿等，但要特别注意饮食卫生，调味时适当用些葱、蒜、姜等，可开胃和预防胃肠疾病。

4. 干稀搭配

每餐最好干稀搭配，主食有干有稀，或有菜有汤。例如，面包配牛奶、馒头配米粥、蜂糕配汤面等，这样可以同时满足幼儿对水分和热量的需要。

四、食物的加工

食物的加工也要讲究科学性。只有按科学的方法切洗，掌握好烹调的火候，才能最大限度地保留食物的营养素。

1. 米类

淘米时应用凉水，因为水温越高，各种营养素的流失越多。淘米的用水量及淘米次数应尽量少，在淘洗时不宜用力搓。如对米先洗后浸泡，应将浸泡的汤水一起用来煮饭。煮粥时不宜加碱，因为碱会使部分维生素损失。

2. 面类

面食的做法多种多样，如烤、蒸、烙、煮、煎、炸等，由于所需温度、加热的时间、制作方法不同，因而维生素 B_1 的损失率也各异。据研究，面食以蒸的形式处理，营养素的保存率较高，面食应少放或不放碱。

3. 蔬菜类

（1）蔬菜应先洗后切，下锅前应尽量避免浸泡。蔬菜如果先切后洗，维生素 C 会遭到破坏；切后泡于水中时间越长，维生素 C 损失越多；切后不及时烹调维生素 C 可被氧化破坏。

（2）对蔬菜的烹调有急炒、煮蒸等方法，不同的制作方法由于时间、火候不同，对维生素的破坏程度不一。蔬菜类宜用急炒的方法。若适当加醋，可更好地保存维生素 C，并促进钙、磷的吸收。由于某些维生素易氧化，故炒菜时宜加锅盖，但不可用铜盖。

4. 肉蛋类

由于大块肉导热不良，温度不易渗入，有时虽经煮沸后，深部仍有微生物，故肉块不宜过大过厚。肉蛋类烹调后，除维生素外，其他营养素变化不大。总的来说，炒肉、蛋时各种营养素损失较少。

知识小测

一、单项选择题

1. 除大豆以外的豆类，含（　　　）。

A. 较高的糖类　　　　　B. 中等量的脂肪

C. 较高的脂肪　　　　　D. 较少的糖类

2.（　　　）是选择食物的首要原则。

A. 营养性　　　　　　　B. 多样性

C. 安全性　　　　　　　D. 烹调方法恰当

二、判断题

1. 动物肝脏富含多种维生素和无机盐，营养价值高于肉类。　　（　　　）

2. 蔬菜先切后洗，能更好地保留营养素。　　　　　　　　　（　　　）

三、填空题

1. 食物营养价值的高低，取决于其所含营养素是否_____，数量是否充足及其_____是否恰当。

2. 蔬菜水果是膳食中_____和_____的主要来源。

第三节 幼儿的合理膳食

问题情境

　　未入托幼机构的幼儿需要定期进行体检，检查完之后，医生会填写检查结果，同时会结合检查结果给家长提出幼儿膳食等方面的建议。那么怎样的膳食对幼儿是合理的呢？

一、幼儿膳食的特点

1. 营养全面，质高量优

　　1 岁以上的幼儿，奶类已不是主要食物，但仍然是重要的食物，以防蛋白质供应不足。幼儿饮食已经由流质、半流质过渡到一般食物，特别是 3 岁以后，一般食物均可食用。因此应强调食物种类的多样，既要有米面类的主食，又要有富含优质蛋白质的肉、蛋、奶、豆和豆制品等，还要有大量蔬菜、水果等。与成人相比，幼儿所摄入的食物，不仅要能维持其自身的基础代谢、身体活动、食物消化等所需要的热能和营养素，还要能满足其生长发育的需要。因此，幼儿所摄入的营养素的种类和数量等都必须是足够的。

2. 利于消化，保证安全

　　幼儿的消化系统发育不完善，特别是各消化腺所分泌的消化液所含消化酶少，再加上幼儿牙齿的咀嚼能力和胃肠道的蠕动能力也比较差，消化能力比较弱，因此给幼儿的食物应尽量软硬适中。同时，所提供的食品应保证安全，如 3 岁以下幼儿不宜食用颗粒状的食物，如花生、梅子、枣子等，其他如果冻等食品也不宜食用，否则容易造成气管堵塞或引发气管炎。

3. 热能分配合理，营养供给充足

　　幼儿新陈代谢旺盛，又活泼好动，对营养和热能的需求量大，但幼儿胃容量小，每次摄入的食物较少，因此幼儿饮食安排宜少食多餐，一般应在一日三餐的基础上，加餐 1 ~ 2 次。在幼儿膳食中，三种产热营养素在总热量的供给上应比例适当。

二、不同年龄幼儿合理膳食的注意事项

合理膳食是指针对某一类人群的年龄特征、健康状况以及营养需求，以平衡膳食为原则，将食物进行合理搭配及烹饪，以优化食物组合，满足机体对食物的消化、吸收和利用，从而达到促进生长发育、维护健康的目的。

（一）1～3岁幼儿的合理膳食

1. 食物逐步多样，营养丰富

这一时期的幼儿需要母乳以外的食物提供更多的营养物质，并逐渐断奶。母乳供应充足时可继续补充母乳，已经断奶或没有母乳喂养的应供给配方奶。2岁后可根据牙齿萌出状况，适当增加食物种类和数量。断奶后的幼儿需要依靠尚未发育成熟的消化器官取得营养，膳食应考虑满足营养需要以保证生长发育，还要避免铁等营养素缺乏，适当增加铁的供应。

婴儿的合理膳食

2. 食物加工制作卫生

幼儿的膳食应单独加工、烹制，并选择适宜的方法，如食物制作要细致，应切碎煮烂，口味以清淡为好，尽量少用或不用人工调味品；烹调应选择清洁、未变质的食物原料。幼儿餐具要专用，并彻底清洁和消毒。

3. 培养良好的饮食习惯

幼儿进餐一日次数为5～6次，即少量多次。每天可安排主餐三次，上、下午可安排易消化食物加餐，晚饭后也可适当加餐或加零食，但忌甜食，以预防龋齿。饮食逐渐做到定时适量。饮食过程中还需要为幼儿创造良好的进餐环境，鼓励、引导幼儿自主进餐。

4. 适量安排活动，及时补充水分

每日安排幼儿进行1～2小时的户外活动，促进维生素D的形成和钙的吸收。配合适当运动，可以增强幼儿体质，避免瘦弱或肥胖。幼儿可通过适量饮水、勤饮水来补充水分，饮水最好是饮用白开水，应少喝含糖饮料。

（二）3～6岁幼儿的合理膳食

1. 种类多样，合理搭配

幼儿每日膳食应有适宜数量的谷类食物为其提供碳水化合物、蛋白质、膳食纤维以及B族维生素等，并注意粗细搭配。幼儿应多吃水果、蔬菜，尽量选择新鲜果蔬，不要用果汁代替水果。每日膳食中应适量安排动物性

食物，经常吃适量的鱼、禽、蛋和瘦肉等。建议每日饮用奶类 350～500 克。总之，幼儿膳食中应有谷类、奶类、肉类和蔬菜、水果，要做到食物多样、营养互补。

2. 培养良好的饮食习惯

此阶段幼儿对食物选择有一定的自主性，模仿能力也强，可能出现饮食无规律、过多食用零食、进食过多等问题，还可能出现厌食、偏食等不良饮食习惯。因此，要特别注意引导幼儿养成不偏食、不挑食、少吃零食，进餐细嚼慢咽，不暴饮暴食的饮食习惯。

三、幼儿膳食推荐量

根据中国营养学会发布的《中国居民膳食指南（2022）》，1～2 岁幼儿每日食物推荐量如下：继续母乳喂养，母乳 400～600 毫升；谷物类 50～100 克；蔬菜类、水果类各 50～150 克；蛋类 25～50 克；畜禽肉鱼类 50～75 克；油 5～15 克；盐 0～1.5 克。根据中国营养学会推荐，2～5 岁幼儿各类食物每日建议摄入量如表 4-3 所示。

表 4-3　2～5 岁幼儿各类食物每日建议摄入量

食物组	食物种类	每日建议摄入量	
		2～3 岁	4～5 岁
第一层　谷薯类	谷类	75～125 克	100～150 克
	薯类	适量	适量
第二层　蔬菜水果类	蔬菜类	100～200 克	150～300 克
	水果类	100～200 克	150～250 克
第三层　畜禽肉鱼蛋类	畜禽肉鱼类	50～75 克	50～75 克
	蛋类	50 克	50 克
第四层　奶大豆坚果类	奶类	350～500 毫升	350～500 毫升
	大豆（适当加工）	5～15 克	15～20 克
	坚果（适当加工）		适量
第五层　油盐类	油	10～20 克	20～25 克
	盐	＜2 克	＜3 克

注：食物每日建议摄入量按幼儿能量需求，2～3 岁 1000～1250 千卡／天，4～5 岁 1250～1400 千卡／天。

◎**育婴专栏**

根据《中国居民膳食指南（2022）》，0～6月龄婴儿母乳喂养的关键推荐如下：尽早开奶；纯母乳喂养；母乳喂养不需要补钙；适当补充维生素D；采用回应式喂养；定期监测婴儿体格指标。7～9月龄婴儿每日的食物推荐量如下：继续母乳喂养，保持600毫升以上的母乳量；至少一个蛋黄；肉禽鱼类至少25克；谷物类不低于20克；蔬菜、水果类各25～100克；若辅食以植物性食物为主，则额外添加不超过10克的油脂；盐不建议额外添加。10～12月龄婴儿每日的食物推荐量如下：继续母乳喂养，保持600毫升左右的母乳量；一个鸡蛋（至少一个蛋黄）；肉禽鱼类25～75克；谷物类20~75克；蔬菜、水果类各25～100克；油不超过10克；盐不建议额外添加。

知识小测

一、单项选择题

*1. 为幼儿准备的饭菜应该（　　　）。

A. 迎合幼儿的食物爱好　　　　B. 种类单一

C. 便宜　　　　　　　　　　　D. 营养全面、好吃

第四章知识导图

2. 幼儿新陈代谢旺盛，但胃容量小，因此幼儿饮食安排宜（　　　）。

A. 多食多餐　　　　　　　　　B. 少食少餐

C. 少食多餐　　　　　　　　　D. 多食少餐

二、判断题

1. 1岁以上的幼儿，奶类仍然是重要的食物。　　　　　　　　　（　　　）

2. 为保证幼儿对碘的需求，幼儿每日应多摄入食盐，建议每日摄入量大于3克。　　　　　　　　　　　　　　　　　　　　　　　　　　　（　　　）

三、填空题

合理膳食是指针对某一类人群的_____、_____及_____，以_____为原则，将食物进行合理搭配及烹饪，以优化食物组合，满足机体对食物的消化、吸收和利用，达到促进生长发育、维护健康的目的。

实训活动：查找并整理幼儿营养相关数据

活动目的

通过查找、整理幼儿营养相关数据，进一步了解幼儿营养与膳食相关要求。

🕐 活动准备

《中国居民膳食营养素参考摄入量》（在国家卫生健康委员会官网下载）、纸、笔。

✅ 活动过程

1. 翻阅《中国居民膳食营养素参考摄入量》文件，找出脂肪、碳水化合物、维生素、矿物质的参考摄入量相关表格。

2. 分别提取 0 ～ 6 岁儿童脂肪、碳水化合物、维生素、矿物质的参考摄入量相关数据，并制成表格。注意在表格下方备注相应的术语说明。

3. 小组内相互分享，讨论表格的正确性，并结合所学讨论幼儿营养素摄入不足或过量的影响。

第四章
知识小测参考
答案

第五章
幼儿身体疾病及其防治

本章导入

扁鹊，春秋战国时名医。《史记》《战国策》载有他的传记病案，并推崇其为脉学的倡导者。扁鹊善于运用"四诊"，尤其是脉诊和望诊来诊断疾病。他还善于运用多种方法治疗各种病症，他自说："越人之为方，也不待切脉、望色、听声、写形，言病之所在。"可以说，扁鹊奠定了传统医学诊断法的基础。他用一生的时间，认真总结前人和民间经验，结合自己的医疗实践，在诊断、病理、治法上对医学做出了卓越的贡献。

幼儿身体的各个器官和系统发育还不完善，抵抗力差，极易受到外界环境和内在因素的影响，从而引发各种疾病。因此，为了保证幼儿健康成长，必须贯彻预防为主的防病方针，采取有效的防护措施，消除不利的因素，保护和促进幼儿健康成长。

知识目标

1. 了解疾病的基本特征、主要类型及三级预防措施。
2. 熟悉幼儿常见传染病和其他常见病的种类、主要症状及防治措施。
3. 熟悉幼儿的生病迹象及基本护理技术。
4. 掌握消毒的基本知识。

能力目标

1. 能结合幼儿生病迹象及幼儿常见传染病或其他常见病的症状，初步判断幼儿疾病。
2. 能针对幼儿疾病提出防治措施，进行基本护理。

素质目标

1. 通过细心观察幼儿，培养关注幼儿健康的意识。
2. 通过针对幼儿疾病提出防治措施，形成认真、严谨的工作态度。

第一节　疾病概述

问题情境

《"健康中国 2030"规划纲要》指出，落实预防为主，推行健康生活方式，减少疾病发生，强化早诊断、早治疗、早康复，实现全民健康。"预防为主"的健康理念日趋深入人心，那么什么是疾病？疾病的类型有哪些？一般如何预防呢？

一、疾病的基本特征

疾病是人体在一定的条件下，受致病因素损害后导致正常的生理和心理活动受损而产生的异常生命活动。通常来讲，疾病具有以下基本特征。

（1）产生有原因。疾病通常是致病因子、条件、机体反应共同作用的结果。

（2）发展有过程。疾病的发展过程有一定的规律，只有掌握了某种疾病发展的规律，才能及早采取有效的预防措施，避免健康者患病，也才能有效地采取治疗措施，使患病者及早康复。

（3）过程有病症。疾病发生时，人体的一系列形态结构、功能和代谢的变化以及由此产生的各种症状是识别疾病的基础。例如，幼儿消化不良可能导致腹痛，多伴有舌苔厚腻、厌食等症状。

（4）应对需辩证。由于存在较大个体差异，仅根据个别指标难以对疾病做出明确的诊断。例如，很多疾病可导致脉搏减慢，但运动员每分钟 40 次左右的脉搏数并不能判断为病态。不同疾病可发生在身体的某一部位（器官或系统），但也可引起全身功能的变化。因此应对疾病应从机体整体出发，辩证处理。

二、疾病的主要类型

1. 生物病原体引起的疾病

生物病原体入侵是该类疾病产生的重要原因。病原体包括病毒、细菌、真菌等。有的病原体进入人体后立刻发生炎症反应，而有的是待人体免疫力降低后才引起局部或全身反应。有的病原体有较强的繁殖能力，可在人群中从一个宿主通过一定途径传播到另一个宿主，使人体产生同样的疾病，这种疾病称为传染病。

传染病是由病原体（如病毒、细菌、真菌等）或寄生虫（如原虫、蠕虫等）感染人体后产生的具有传染性的在一定条件下能引起流行的疾病。传染病分为病毒性传染病、细菌性传染病和寄生虫病等。常见的病毒性传染病有水痘、麻疹、手足口病、风疹等；常见的细菌性传染病有猩红热、百日咳、流行性脑脊髓膜炎等；常见的寄生虫病有蛔虫病、蛲虫病等。

2. 非传染性的慢性疾病

随着对传染病的逐渐控制，非传染病的危害相对增大。常见类型如下：

（1）遗传病。遗传病指受精卵形成前或形成过程中因遗传物质改变造成的疾病。

（2）物理和化学损伤。冻伤、烧伤、电击伤，以及噪声和电磁辐射对人体的伤害都属于物理损伤。接触有毒化学物质造成的损伤统称为化学损伤，如铅中毒。

（3）免疫源性疾病。免疫源性疾病指机体免疫反应紊乱所致的疾病，如因某物而引起的哮喘。

（4）异常的细胞增长。细胞的不正常生长被称为增生。人体内正常细胞的增殖都有一定限度，若细胞增殖的调节机制削弱，就会出现增生，甚至导致肿瘤产生。

（5）代谢病。代谢病指体内各种营养素过多或过少或不平衡导致营养过剩或缺乏而引起的疾病，或营养代谢异常而引起的疾病，如肥胖、营养性缺铁性贫血、糖尿病等。

对于婴幼儿而言，疾病具有鲜明的年龄特征，和集体生活、学习条件密切相关。新生儿生命极为脆弱；婴儿期消化系统功能尚未成熟，易出现消化系统疾病和感染性疾病；1~3岁的幼儿中毒、损伤等意外情况经常发生；3~6岁的幼儿已进入幼儿园集体生活，一般患感冒等呼吸道相关疾病概率较高，肥胖、龋齿、视力低下和意外伤害等发生率增加。因此，幼儿疾病需结合年龄及生活场所进行识别，进行有针对性的照护。

三、疾病的三级预防措施

根据疾病自然史的不同阶段，对疾病的应对一般采取三级预防措施。

1. 一级预防

一级预防也称病因预防，是在疾病尚未发生时针对致病因子或危险因素采取措施，即对没有疾病的健康人进行健康宣教和预防保健，使其养成良好的生活习惯，及时预防接种，提高免疫力，消除对健康不利的因素，避免疾病发生。这是预防疾病和消灭疾病的根本措施。合理膳食、适量运动、心理平衡等是一级预防的基本原则。经常锻炼身体，增强体质，提高抵抗力是预防常见传染病的经常性预防工作之一。预防接种又称人工免疫，是将疫苗通过适当的途径接种到人体内，使人体产生对该传染病的抵抗力，从而达到预防传染病的目的。

2. 二级预防

二级预防也称"三早"预防，即早发现、早诊断、早治疗，这是防止或减缓疾病发展而采取的措施。二级预防可采用普查、筛检、定期健康检查等方式。另外，很多幼儿在患病之前身体或情绪上会出现异常表现，日常需留意，并及时处理，如突然食欲下降、对玩具没有兴趣、入睡困难或嗜睡、大小便异常等。

3. 三级预防

三级预防也称临床预防，即对已患病的人采取及时有效的治疗措施，主要是对症治疗和康复治疗措施。三级预防是现代医学为人们提供的健康保障。

知识小测

一、单项选择题

1. 疾病的二级预防也称（　　　）预防。

A. 病因　　　　　B. "三早"　　　　C. 临床　　　　　　　D. 治疗

2. 不属于营养代谢异常引起的疾病是（　　　）。

A. 铅中毒　　　B. 肥胖　　　　C. 营养性缺铁性贫血　D. 糖尿病

二、判断题

1. 只要掌握了疾病的规律，就能确保患者治愈。　　　　　　（　　　）

2. 传染病分为病毒性传染病和细菌性传染病。　　　　　　　（　　　）

三、填空题

*1. 经常锻炼身体，增强_____，提高_____是预防常见传染病的经常性预防工作之一。

*2. 预防接种又称_____，是将疫苗通过适当的途径接种到人体内，使人体产生对该传染病的_____，从而达到预防传染病的目的。

第二节　幼儿疾病防治基本技术

■ 问题情境

　　平时，小文妈妈下班回来，小文总是蹦蹦跳跳地到门口，并给妈妈一个大大的拥抱。但今天却例外，妈妈回来后看小文躺在沙发上睡觉，有点反常。听小文姐姐说，小文下午从幼儿园回到家后，玩了一会儿就躺沙发上睡着了，已经睡了好大一会了。妈妈赶紧过来看小文，小文耳朵红红的，额头也有些烫，用温度计量了一下，体温已经超过38℃了。幼儿年龄较小，在身体不舒服时很难清楚地表达，因此成人在日常要多留心观察，及时发现幼儿异常，并进行处理。那么幼儿生病的迹象主要有哪些？遇到发烧的情况，如何给幼儿降温呢？如果给幼儿用药，有哪些技巧呢？消毒可以有效预防传染病，关于消毒有哪些基本知识呢？

一、幼儿生病的识别

1. 精神异常

　　健康的幼儿活泼好动，爱玩，对周围环境事物的兴趣浓厚，而生病的幼儿会出现烦躁不安、疲倦嗜睡、不爱玩、哭闹等异常现象。健康的幼儿眼神灵活，很有精神，生病的幼儿则会出现眼神呆滞、尖声啼哭等现象。

2. 面色异常

　　健康的幼儿面色红润，生病的幼儿面色异常。例如，若面色苍白或发黄，下眼皮明显缺少血色，则可能提示营养不良性贫血；若面色红中带微紫，则表示可能有高热；结核病与佝偻病常常出汗很多。

3. 食欲异常

　　幼儿生病时一般会缺乏食欲，并有一些其他症状。有的表现为厌食，尤其厌食油腻，并伴有恶心、呕吐，患传染性肝炎的幼儿往往有这些表现；有的表现为食欲旺盛，如对非食物物品表现出不可自制的食欲，喜食泥土、煤核、纸张、墙皮等，常见于体内锌、铁严重缺乏的幼儿。

4. 睡眠异常

　　正常幼儿上床后入睡很快，且睡得安稳，无鼾声，身上可有微汗。若幼儿出现入睡困难或睡眠不安，可能是因为不能适应新的环境，精神紧张，或者有佝偻病；嗜睡常是脑炎、脑膜炎等疾病的早期表现。

5. 大小便异常

幼儿若大便次数多，刚拉完又想拉，总有大便排不尽的感觉，并伴有发烧，大便为脓血样，可能是细菌性痢疾引起的。若幼儿阵阵腹痛，频频呕吐，大便呈红果酱样（为血和黏液），可能为肠套叠。患黄疸性肝炎后，粪便呈白陶土样，同时尿色加深。假如幼儿未流鼻血，大便呈柏油样，则可能发生了消化道出血，应立即诊治。

正常的尿液清晰透明，呈淡黄色。如果尿的颜色明显异常，则是疾病的信号。红色尿，像洗肉水，同时眼皮水肿，可见于急性肾炎。若尿色加深呈橘黄色或棕绿色，可能有肝、胆疾病。若尿路感染，则尿内可有脓，尿可呈乳白色，同时有尿急、尿频、尿痛的现象。若尿量明显减少，眼皮水肿，可能是肾脏疾病引起的。腹泻的情况下尿量明显减少，是脱水的表现。

6. 囟门

（1）前囟凹陷。前囟未闭的幼儿，可以因脱水而囟门松弛、凹陷。

（2）前囟鼓出。幼儿于坐位时，前囟紧张、鼓出，可见于脑膜炎、脑炎等颅内压力增高的疾病。维生素中毒后也可出现这种现象。

7. 其他

眼睑是否肿胀、下垂或出血，结膜是否充血；拉动外耳时有无痛感，耳道有无耵聍、脓液；有无口臭，口腔黏膜是否干燥、发红或出血，有无溃疡，扁桃体是否肿大、吞咽是否困难等。

二、物理降温常用的方法

降温措施一般分为物理降温和药物降温两种。对幼儿来说，若体温不是很高，应尽可能采取物理降温的方法，以减少药物对机体的影响。物理降温常用的方法如下。

1. 松解衣物

幼儿发烧时，应帮助其脱下过多的衣物，或者松解其衣领、袖口等，使其体内的热气可以散发出来。但是如果幼儿发烧打寒战，则应以衣物裹身，直到幼儿不冷为止。

2. 补充温开水

喝水能补充体液，体内水分充足对降温有一定作用。多喝水还能促进出汗，帮助身体排热。但是喝水以喝温开水为宜，不适合喝冷水。

3.冷敷法

冷敷法适合一般发热、体温并不特别高的幼儿。方法是将毛巾用凉水浸湿后拧成半干，敷在幼儿的前额或腋下等处，每 5 ~ 10 分钟更换一次。

4.贴退热贴

退热贴内含高分子水凝胶，利用物理原理将热量集中到胶状物中，再通过水分汽化带走热量，通过对局部降温来实现辅助退热。另外，退热贴内含有的一些天然药物，如薄荷、冰片等也有一定的降温作用。注意：敷贴时不要碰到头发、眉毛、伤口、眼部及皮肤有异常的部位。

5.温水擦浴

此种方法更适合对高热幼儿进行降温。方法是用温水擦拭幼儿的皮肤，每次擦拭 10 分钟以上，擦拭的重点部位在颈部、腋下、肘窝、腹股沟处等皮肤皱褶处，胸部、腹部等部位对冷刺激敏感，最好不要擦拭。擦浴时要注意保暖，以防幼儿受凉。

三、幼儿给药的一般方法

幼儿处于生长发育阶段，其年龄不同对药物的反应也不同，而药物的毒性作用、副作用会给幼儿带来不良影响，甚至可能导致某些疾病。例如，阿片类药物易致呼吸中枢抑制，应禁用；氨茶碱可引起过度兴奋，应慎用。另外，不同药物的使用方法有差异，需要掌握基本的操作方法。一般服药后应先安静片刻，避免马上剧烈运动。

1.口服给药

（1）幼儿常常哭闹，拒绝服药，需采取被动喂药法。方法是：将药剂研成粉末，放在小勺里，加点糖和少许水，调成半流状；让幼儿取卧位，枕头略抬高，或将其抱起，头侧位，用左手拇指压下幼儿下颚使其张口，右手将盛药的勺尖紧贴幼儿嘴角把药倒入；待幼儿将药咽下后取出小勺（小勺应小于口腔容积的 1/2），松开左手。需要注意的是，给幼儿喂药不能捏鼻子。

（2）给主动服药的幼儿喂药的方法如下：服用水剂前，应将药物充分摇匀，服完药不能马上喝水；服用片剂时，可用温水逐片送服或将药片研成粉末，溶在开水、糖水等液体中服用；服用丸剂时，可将药丸分成多个小药丸后再给幼儿服用，也可将药丸用开水化开，研磨后再给其服用；服用胶囊时，要逐粒用温水送服，不可数粒同服，以免发生危险，需要注意的是，不可将胶囊化开或打开直接服用药物，以免刺激幼儿肠胃。

2. 滴眼药水

滴眼药水最好的时间为幼儿睡觉时。在睡觉时滴药既能保证眼药水滴入结膜囊，又能较长时间维持眼睛闭合。滴眼药水一般在小儿熟睡后，用左手拇指和食指轻轻扒开下睑，暴露出下睑结膜或下穹隆后，将1～2滴眼药水滴入下穹隆部结膜囊内，然后轻轻松开下睑，使其恢复闭眼状态。这样一般不会弄醒幼儿，千万不可将眼药水滴入黑眼球上（角膜上），因为黑眼珠神经分布广泛，对外来刺激十分敏感，眼药水滴入后很容易弄醒幼儿。另外，滴药时滴管不要太靠近眼睑，一般距睑缘1～2厘米即可，滴管不要接触睫毛或眼睑，以免眼药水被污染或幼儿头部活动时碰伤眼睛。

对于较为配合的幼儿，滴眼药水的方法为：用左手食指、拇指轻轻分开幼儿的上下眼皮，让幼儿头向后仰，向上看；右手拿滴眼药水瓶，将药滴在下眼皮内，每次1～2滴；然后让幼儿轻轻闭上眼睛；用拇指、食指轻提上眼皮，嘱咐幼儿转动眼球，使药液均匀。如果幼儿一只眼有炎症，另一只眼需预防性滴药，应当先滴需预防性滴药的那只眼，然后再滴另一只眼。

3. 滴耳药水

给幼儿滴耳药水时，最好让幼儿侧着躺，由一人固定其头部，病耳向上，操作者向下向后轻拉其耳垂，使其外耳道伸直，用干净的棉签把外耳道内的脓液擦干净，滴入1～2滴药液，轻轻按揉耳屏使药液分布均匀。滴耳药水后最好让幼儿侧卧10～15分钟，以发挥最佳的疗效。

4. 滴鼻药水

给幼儿滴鼻药水时，最好让幼儿仰卧，肩下垫个枕头，头尽量后仰，使鼻孔朝上，然后向双鼻孔各滴1～2滴药液。只要保持头向后仰，药水就不会流到喉咙里。轻揉鼻翼使药分布均匀，过一会儿再让幼儿起来。

四、消毒基本知识

1. 消毒的过程性分类

（1）预防性消毒。预防性消毒是指在没有传染源的情况下，对有可能被病原体污染的物品、场所和人体等进行的消毒。其目的是在未发现传染源的情况下，预防传染病和感染性疾病的发生。预防性消毒的对象为有可能被病原体污染的物质和场所。一般在传染病高发期每天进行1～2次消毒。

（2）病源地消毒。病源地消毒是指对有传染源存在的地区进行消毒，分为即时消毒和终末消毒两种。即时消毒是指，当有传染病发生时，在传染源离开前，随时对其所在场所的环境和物品进行消毒。其目的是及时杀灭或清除传染源所排出的病原体。终末消毒是指，在传染源离开后，对被污染的场所及一切物品实行最后一次彻底的消毒，例如，传染病人离开某室后，对室内进行的消毒。

2. 消毒的一般方法

（1）物理消毒法。物理消毒法是利用物理因素杀灭或消除病原微生物及其他有害微生物的方法。其特点是效果可靠，且不会残留有害物质，所以常作为首选方法，但其应用受条件限制。物理消毒法主要有开窗通风、机械消毒、日晒消毒、热力消毒及消毒灯消毒等。开窗通风可以增强室内空气流通，既经济又有效，但如果空气污染严重，则不宜采用此法。机械消毒的特点是操作简便，能清洁除尘，排除或减少病原体，但不能杀灭病原体。此法操作简便、经济实惠，日常可采用，也常用于集体机构。日晒消毒主要是利用空气和阳光，在增强空气流通的同时，阳光中的紫外线能起到杀菌作用。一些不宜清洗消毒的坑具、图书、被褥、毛巾等，可放在阳光中暴晒。热力消毒也较为常用、有效，因为大多数病原体可在 60 ~ 70℃温度内死亡。热力消毒法一般有蒸汽消毒、煮沸消毒。蒸汽消毒是利用蒸汽的高温作用将物品中的致病微生物杀灭，适用于餐饮具、餐桶、毛巾等耐热耐湿物品，常用的设备有蒸汽消毒柜、蒸汽消毒车等。煮沸消毒多用于餐饮具、毛巾、餐巾、服装、床单等耐湿的物品。常见的消毒灯有紫外线消毒灯和臭氧消毒灯。使用消毒灯消毒时，要注意其照射面，避免产生死角。本消毒法一般适用于室内空气和物体表面（如书本、被褥等）的消毒。

物理消毒法

（2）化学消毒法。化学消毒法是对利用化学制品的消毒药进行配制后使用的消毒方法。其特点是种类多，适用广泛，使用方便，但杀菌效果不稳定，有腐蚀性、刺激性和毒性，会对环境造成污染。化学消毒法适合于门窗、地面、厕所、家具、玩具等物体表面洗手池、卫生间的消毒等。化学消毒法常用的操作方法有浸泡消毒、擦拭消毒和喷雾消毒。浸泡消毒是用消毒液将物品全部浸泡，经过一定的时间后，取出来再用清水冲净，然后晾干。浸泡消毒常用来消毒玩具、家具、织物、便具等。采用此方法，需要注意消毒液的稳定性和污染情况。擦拭消毒是用布浸以消毒液，然后依次往复擦拭被消毒物品的表面，在作用一定的时间后，将物体再用清水擦洗干净，以减轻消毒液对物品的腐蚀。擦拭消毒的方法适用于家具、门把手、水龙头等物体表面以及地面等。采用此方法，需要注意抹布的消毒、存放、分区与更换。喷雾消毒是用普通喷雾器喷洒物体的表面，使物体表面全部湿润而达到消毒目的的方法，顺序通常为先上后下，先左后右。喷雾消毒的方法适用于室内空气、居室表面和家具表面等的消毒。

需要注意的是，使用化学消毒法必须使用符合国家法规、标准规定的消毒产品，且应使用处在有效期内且保持有效浓度的消毒液；配制和使用时应戴口罩和手套、穿工作服，并按照说明书的要求进行操作。消毒前首先做好清洁工作，消毒后开窗通风、物体表面用清水擦拭干净，消毒工作完成后及时洗手。一般化学消毒液在高浓度下作为消毒剂，在低浓度下作为抑菌剂。含氯消毒液不稳定，应现配现用。一般情况下，消毒液应单独使用，不应与其他成分混合使用。消毒液由专人储存保管，切忌内服。如果不慎接触眼睛，应立即用清水冲洗眼睛 15 分钟以上。

3. 常用的消毒液

（1）84 消毒液。84 消毒液是集体机构常用的消毒液。一般来说，1：100 的 84 消毒液用于拖把、厕所、排泄物、痰盂等的消毒；1：200 至 1：500 的 84 消毒液用于毛巾、玩具、桌面、地面、墙面、扶手、门把手、水龙头等的消毒。需要注意的是，使用 84 消毒液消毒后，被消毒过的物品必须再用清水冲洗，将残留在物品上的消毒液全部冲刷掉，以免幼儿中毒。

（2）来苏水。来苏水，即甲酚皂溶液，为带有酚臭味的红褐色油状液体，呈强碱性。可用 3% ~ 5% 的来苏水消毒便盆。来苏水具有腐蚀性，使用时需做好安全防护。

（3）漂白粉。漂白粉干粉可用于尿及稀便、呕吐物的消毒。漂白粉乳液可用于稠便的消毒。0.2% ~ 1% 的漂白粉澄清液，可用于用具、家具、便盆等的消毒。

（4）石灰乳。10% ~ 20% 的石灰乳对于大多数病原微生物具有较强的杀灭作用，可用于对肠道传染病患者的呕吐物、粪便的消毒处理。

（5）过氧乙酸。过氧乙酸是广谱、高效、速效、廉价的灭菌剂，在空气传播疾病的预防和控制中具有广泛应用。过氧乙酸对金属性物品具有腐蚀性，对纺织品有损坏和漂白作用，故一般用于塑料制品、温度计、保健室等的消毒，或用于传染病发生后的消毒。0.1% 的过氧乙酸可用于玩具、饭桌等的定期消毒；发生细菌性痢疾时，则用 0.2% 的过氧乙酸消毒；发生肝炎时，应用 0.5% 的过氧乙酸消毒。消毒时可采用喷洒、熏蒸或气溶胶喷雾等多种方法。因为过氧乙酸具有性质不稳定、易分解、强腐蚀性等特点，所以用其消毒必须掌握正确的方法，同时需要加强对消毒液的管理。

（6）新洁尔灭。新洁尔灭一般指苯扎溴铵，为黄白色蜡状固体或胶状体。0.5% 的新洁尔灭溶液可用于食具的消毒。

（7）醇类和碘类消毒液。醇类消毒液是无色透明液体，其作用快速、无色、易挥发，对于细菌繁殖体、囊膜病毒、真菌和分枝杆菌均有很好的杀灭作用，但是对于细菌芽孢和无囊膜病毒作用较差。其有效成分中，乙醇含量为 75% ~ 85%，适用于手和皮肤的消毒，也可用于较小物体表面的消毒，但是对酒精过敏者慎用。碘类消毒液中的碘伏，是以表面活性剂为载体的不定型络合物，属中效消毒液，能杀灭细菌繁殖体、部分真菌与病毒，适用于皮肤、黏膜等的消毒，但碘过敏者要慎用。碘伏消毒可用浸泡、刷洗方法。

知识小测

一、单项选择题

*1.（　　）一般分为药物降温和物理降温两种。

A. 降温措施　　　　B. 吃退烧药　　　　C. 人的体温　　　　D. 体温

*2. 冷敷法是将小毛巾折叠数层，放在冷水中浸泡，拧成半干，敷在前额或腋下等处，一般（　　）分钟换一次。

A.1 ~ 2　　　　　　B.1 ~ 3　　　　　　C.15 ~ 30　　　　　D.5 ~ 10

二、判断题

*1. 服药后的幼儿应安静片刻。　　　　　　　　　　　　　　（　　）

*2. 漂白粉可以对粪便消毒。　　　　　　　　　　　　　　　（　　）

三、填空题

*1. 幼儿生病的迹象主要表现为＿＿＿＿＿＿、＿＿＿＿＿＿、＿＿＿＿＿＿、

＿＿＿＿＿、大小便异常、囟门凹陷或鼓出等。

*2. 消毒液要严格按照＿＿＿＿＿＿要求配制使用。

第三节　幼儿系统及五官常见病

问题情境

营养性缺铁性贫血、维生素D缺乏性佝偻病、腹泻和肺炎长期以来危害儿童健康，被国家列为儿童重点防治的"四病"。对这些疾病，如何及时识别并科学防护呢？幼儿还有哪些其他常见病呢？

一、幼儿营养性疾病

1.单纯性肥胖

（1）发病原因。肥胖是一种热能代谢障碍，是摄入热量超过消耗热量，使得体内脂肪堆积过多而导致的。根据肥胖病因的不同，肥胖可分为单纯性肥胖和继发性肥胖两种。继发性肥胖较少见，可见于一些中枢神经系统、内分泌紊乱以及一些原因不明的综合征。此处所说的肥胖，特指单纯性肥胖，这种肥胖主要由进食过多和活动过少导致，遗传因素、心理因素及某些疾病也可引起。根据《7岁以下儿童生长标准》（WS/T 423—2022），按营养状况的标准差评价方法，幼儿年龄别BMI（body mass index，体重指数）的标准差数值大于或等于+1SD且小于+2SD为超重，大于或等于+2SD且小于+3SD为肥胖，大于或等于+3SD为重度肥胖。

营养不良

（2）主要症状。在饮食方面，食欲旺盛，过度进食、偏食、挑食，过度食用高热量食物；在行为方面，缺乏体力活动，喜静坐式生活方式，人际交流少；在发育方面，体格发育较正常者迅速，脂肪呈全身性分布，以腹部为甚，体重明显超过同年龄同身高正常者，智力发育正常。

（3）防治措施。应在能接受的情况下控制饮食，注意均衡营养，避免摄入过多热量，多吃水果、蔬菜和粗粮制品，少食或不食巧克力、冰淇淋等高热量、高脂肪食物；膳食定时定量，吃饭细嚼慢咽；睡前不吃东西；口渴时尽量喝白开水，不喝糖水或含糖饮料。应坚持身体锻炼，要注意循序渐进，开始时活动量应小一些，之后逐渐增加，可先从散步、踢球开始，逐步过渡到慢跑等活动。定期测量体重，监测体重变化，及时调整措施。

2. 营养性缺铁性贫血

（1）发病原因。营养性缺铁性贫血主要是体内缺乏足够的铁导致血红蛋白合成少引起的，多发生于6月龄至3岁。根据《0～6岁儿童健康管理技术规范》（WS/T 479—2015），6月龄至6岁儿童血红蛋白（Hb）值小于110克/升（海拔每升高1000m，Hb值上升约4%），表示Hb值降低。Hb值在90克/升～109克/升为轻度贫血，在60克/升～89克/升为中度贫血，Hb值小于60克/升为重度贫血。有的为先天储铁不足导致，有的为未按时添加含铁丰富的辅食或者幼儿偏食导致，其他因素如长期腹泻、反复患感染性疾病也会因消耗增多而引发贫血。

（2）主要症状。轻度贫血者常表现为面色苍白，口唇、耳垂、眼结膜、指甲床等处缺乏血色，精神稍低迷，爱缠人，食欲缺乏，体质差，时常感冒等，常因家长认为是情绪问题而被疏忽；中度贫血者表现为脸色煞白、精神萎靡、烦躁不安，少数有异食癖，喜欢吃墙皮、煤渣、火柴等，并出现腹泻、呕吐等问题，还伴有呼吸和脉搏加快、肝脏增大等症状。重度贫血者可出现心力衰竭、手脚浮肿、胸闷气短等症状，有的患者在体力、智力上会出现严重倒退，表现为说话、站立、行走等能力下降，头发多枯黄稀疏，哭时无泪，大便干燥。

（3）防治措施。在饮食上，应坚持母乳喂养，如人工喂养应选择富含铁的乳制品，并及时添加辅食；提倡用铁制炊具烹调；注意含铁食物如动物血、肝脏等的摄取，注意提供富含维生素C的食物，补充铁剂及维生素B_{12}。及时治疗各种感染性疾病。一般治疗一周左右病情会明显改善，但用药不宜长久，最根本的还是要通过食物摄取足够的铁。

3. 维生素D缺乏性佝偻病

（1）发病原因。佝偻病是幼儿常见的营养缺乏病，多发病于3岁以下幼儿。维生素D缺乏性佝偻病占佝偻病总体的95%以上，主要原因是维生素D不足会引起全身性钙、磷代谢失常，以致钙盐不能正常沉着在骨骼的生长部分，最终导致骨骼畸形。维生素D不足的原因主要有：户外活动少，日光照射不足；幼儿生长速度快，喂养不当，维生素D难以满足需求，尤其是早产儿、多胎儿；慢性呼吸道感染、胃肠及肝胆疾病等都会影响维生素D和钙、磷的吸收与利用；长期服用抗惊厥药物。

（2）主要症状。初期以多汗、夜啼、烦躁、摇头、枕后脱发等表现为主，一般与室温、季节无关。幼儿大脑皮层兴奋性降低，条件反射形成缓慢，动作和语言发育迟滞。在活动期，婴儿会出现囟门增大，出牙迟等症，7～8个月时会出现方颅。胸部肋骨软化，胸壁两侧下陷，胸骨向前突出，出现肋骨串珠、"鸡胸"、"漏斗胸"。幼儿学站、走时，下肢因难以负荷身体重量，而导致下肢朝外侧弯曲，出现"O"形腿或"X"形腿。手腕部、脚踝部形成钝圆形状隆起，即"手镯"或"脚镯"畸形。

（3）防治措施。在饮食上，提倡母乳喂养，从4～6个月开始添加泥糊状食物，补充富有维生素D、钙、磷及蛋白质等的营养物质。足月儿生后数日内开始，在医生指导下每天补充维生素D 400国际单位，促进生长发育。早产或低出生体重儿一般生后数日内开始，在医生指导下，每天补充维生素D 800～1000国际单位，3个月后改为每天400国际单位。多让幼儿在户外活动，多晒太阳，以促进钙的吸收。及时治疗某些疾病，如影响维生素D和钙吸收的胃肠道疾病及影响维生素D转化的肝、肾疾病等。不要让幼儿久坐、久站，或者长时间走路，以防骨骼畸变。

4. 锌缺乏症

（1）发病原因。人工喂养、未及时添加含锌量较高的食物是主要原因。患有消化系统疾病如慢性腹泻、痢疾等，会减少锌的吸收。谷类食物中含植酸盐或纤维素，会降低锌的吸收率。食物中若其他二价离子过多也会影响锌的吸收。钩虫病、疟疾可造成反复失血、溶血，引起锌的丢失。外伤、烧伤后或做手术时，因锌被创伤组织利用，会造成锌元素降低。大量出汗也会造成体内的锌丢失。幼儿长期感染、发热时，机体对锌的需要量会增加，若不及时补充则易导致锌缺乏症。此外，遗传性吸收障碍性疾病也会导致体内锌吸收不良。若长期使用金属螯合剂（如青霉胺）或四环素等药物，可降低锌的吸收率及生物活性。

（2）主要症状。缺锌对味蕾有一定影响，会使食欲减退，导致厌食。缺锌妨碍核酸和蛋白质的合成并致纳食减少，影响生长发育。缺锌幼儿的身高、体重常低于正常同龄儿，严重时会导致侏儒症。缺锌可影响幼儿智能发育，严重时会导致精神障碍。缺锌幼儿可有喜食泥土、墙皮、纸张、煤渣或其他异物等表现，这种异食偏好影响锌元素的摄入及吸收，形成恶性循环。缺锌严重时还可引起皮疹、复发性口腔溃疡、下肢溃疡长期不愈。另外，由于机体免疫功能降低，幼儿易患各种感染性疾病。

（3）防治措施。母乳中含锌量较高，母乳喂养对预防锌缺乏性疾病有益。已添加辅食的幼儿应多食用含锌量高且锌容易被吸收的食物。喂养过程中还要避免幼儿偏食。锌补充剂常用葡萄糖酸锌，每日剂量为元素锌 0.5 ~ 1.0 毫克 / 千克，相当于葡萄糖酸锌 3.5 ~ 7 毫克 / 千克，疗程一般为 2 ~ 3 个月。长期静脉输入高能量者，每日锌用量为：早产儿 0.3 毫克 / 千克，足月儿出生至 5 岁 0.1 毫克 / 千克，5 岁以上 2.5 ~ 4 毫克 / 天。

二、中暑

1. 发病原因

幼儿体温调节中枢发育不完善，如果被日光长时间照射头部，或天气过于炎热，幼儿对外界温度变化不敏感，排汗不畅，可导致中暑。

2. 主要症状

（1）先兆中暑。如果在高温环境中，出现大量出汗、头晕、眼花、无力、恶心、心慌、气短、注意力不集中、定向力障碍症状等就是先兆中暑。

（2）轻度中暑。如果患者体温升高至 38℃以上，皮肤灼热、面色潮红、面色苍白、呕吐、脉搏细弱、血压下降则表示已轻度中暑。

（3）重度中暑。如轻度中暑症状进一步加重，会导致中暑衰竭，主要表现为皮肤苍白、出冷汗、肢体软弱无力、脉搏细速。血压下降（收缩压降至 80 毫米汞柱以下）、呼吸浅快、体温正常或变化较小、意识模糊或昏厥，则已是重度中暑。

3. 防治措施

户外活动时，要避开高热时段；炎热天气可让幼儿在树荫或屋檐下游戏，避免阳光直射；提前准备好足够的饮用水，及时提醒幼儿喝水；时时观察幼儿的精神状态、排汗及尿液颜色。若发现中暑情况，要迅速将患者移至阴凉通风干燥处，解开衣扣让其躺下休息，并对患者进行物理降温，及时给其补充水分，对于重症患者要立即送医。

三、惊厥

1. 发病原因

惊厥又称抽搐。发烧、脱水、低血糖、脑部病变、缺钙、中毒等都可造成幼儿惊厥。

2. 主要症状

幼儿突然发作，意识丧失，头向后仰，目光呆滞，呼吸细弱且不规则，口唇青紫，口吐白沫，四肢和单侧或双侧面部抽动，持续的时间可由 1 ~ 2 分钟发展到 10 分钟，甚至几十分钟不等。

3. 处理措施

在处理时不要惊慌，也不要使劲摇晃、大声呼喊幼儿。措施如下：

（1）将幼儿放平呈侧卧位（不要仰卧），避免幼儿吸入呕吐物而导致窒息，保证口水和呕吐物可以顺着口角流出。

（2）松开幼儿衣领，解开衣扣，保持幼儿呼吸畅通。

（3）可用纸巾或毛巾擦去痰、鼻涕等分泌物。

（4）如果幼儿在高处，要轻按其抽动的上下肢，避免摔下。

（5）不要放压舌板等硬性物体于其口中，将手巾或手绢拧成麻花状放于其上下牙之间，以免其咬伤舌头。但如果幼儿牙关紧闭，无法塞入毛巾，不可硬撬。

（6）用针刺或用大拇指按压幼儿人中，以缓解抽搐。

（7）在急救的同时，做好送医院的准备，待幼儿惊厥稳定后，立即将其送去医院检查治疗。

四、尿路感染

1. 发病原因

尿路感染又称为泌尿道感染，是病原体直接侵入尿路，在尿液中生长繁殖，并侵犯尿路黏膜或组织而引起的炎症。按病原体侵袭部位不同，尿路感染可分为肾炎（又称为上尿路感染）、膀胱炎、尿道炎。膀胱炎和尿道炎合称为下尿路感染。

2. 主要症状

（1）慢性尿路感染。慢性尿路感染病情迁延或反复急性发作达 6 个月以上，患者常有间歇性发热、腰酸、进行性贫血、消瘦、生长迟缓等症状。

（2）急性尿路感染。急性尿路感染的症状在不同年龄患者中的表现有所差别。小龄幼儿症状不典型，常以发热最突出，拒食、呕吐、腹泻等全身症状明显，部分幼儿排尿时出现哭闹、排尿中断或夜间遗尿；尿布有臭味和顽固性尿布疹。大龄幼儿下尿路感染时多表现为尿频、尿急、尿痛等症，少数伴有终末血尿及遗尿；上尿道感染时表现为发热、寒战、肾区叩击痛、呕吐等，全身症状明显。

另外，正常的尿液一般呈淡黄色，若泌尿器官或其他系统、器官等出现问题时，尿液会呈现红、黄、棕、绿、白、黑等颜色。同时，尿液的气味也会出现异常。

3. 防治措施

（1）日常注意卫生。幼儿不穿紧身裤，不直接坐在地上，1岁后尽量不穿开裆裤。给幼儿勤换尿布，大便后、睡觉前应给幼儿清洗臀部。厕所和便盆注意清洗和消毒。

（2）养成排尿习惯。13～24个月，鼓励幼儿及时表达排便需求，形成一定的排便规律，逐渐学会自己坐便盆。25～36个月时，培养幼儿主动如厕。对年龄大点的幼儿应提醒其排尿，但不能频繁催其排尿，也不能让其憋尿。一般来说可在幼儿活动时、进食前后、睡觉前等时间段提醒排尿。

（3）及时补充水分和食物。充足的尿液对膀胱、尿道等也能起到冲刷作用。每天让幼儿喝适量的白开水，以保证体内废物排出。在幼儿忘记喝水时，要及时提醒。供给足够营养，以增强幼儿的机体抵抗力。

（4）避免或消除其他疾病。及时处理男孩包茎、蛲虫感染等，矫治尿路畸形，防止尿路梗阻和肾瘢痕形成。避免出现上呼吸道感染、扁桃体炎等疾病，若出现这些病要及时治疗。

（5）关注患者病情。按医嘱用药，杜绝因无症状而擅自停药，以免反复发作导致慢性泌尿道感染。急性期要让患者卧床休息。

五、上呼吸道感染、急性支气管炎与肺炎

1. 上呼吸道感染

（1）发病原因。急性上呼吸道感染简称上感，包括流行性上感和一般类型上感，其传播途径为飞沫。6个月以上的婴幼儿易发此病。各种病毒和细菌均可引起感染，但大多患者由病毒感染引起，约占90%以上。

（2）主要症状。轻症以鼻部症状为主，如流涕、鼻塞、打喷嚏等，也有流泪、微咳或咽部不适等症状，在3～4天内可自然痊愈。如果感染涉及咽部，可伴有发热、咽痛、扁桃体发炎及咽后壁淋巴组织充血和增生，有时淋巴结可稍肿大，有时会引发呕吐、腹泻。严重时体温为39～40℃或更

高，伴有寒战、头痛、全身无力、食欲下降、睡眠不安等，不久会因鼻咽分泌物引起频繁咳嗽。有时咽部微红，发生疱疹和溃疡；有时红肿明显，波及扁桃体而出现滤泡性脓性渗出物，咽痛和全身症状加重，如颌下淋巴结肿大，压痛明显，甚至发生惊厥。

（3）预防措施。多进行户外运动，加强体格锻炼。衣服不宜过厚过紧，气候骤变时应及时增减衣物。提高食物多样性，预防因维生素及微量元素缺乏造成的免疫力低下。饮用足够且干净的水。饭前便后洗手。平时注意开窗通风，雾霾等恶劣天气或疾病高发期减少外出或不外出。

（4）护理措施。室温以 20℃ 左右为宜，相对湿度在 60% 左右，保持室内空气流通。鼓励患者多饮水，保证其营养和水分的摄入，给予易消化且富含维生素的清淡饮食，以流食为佳，如米粥、面条等。及时清除鼻腔及咽喉部分泌物，保持呼吸道通畅。患者应多卧床休息，衣被厚薄适中，以利于散热，出汗后及时更换，避免受凉。进行体温监测，当体温超过 38.5℃ 时给予物理降温，如体温过高或有高热惊厥史，需 1～2 小时测体温 1 次，按医嘱给予退热剂和抗病毒药物，若合并细菌感染，按医嘱给予抗生素。当高热患者出现惊厥先兆时，应立即送医。

2. 急性支气管炎

（1）发病原因。急性支气管炎是指各种病原体引起的支气管黏膜感染，是幼儿时期发病率较高的一种呼吸道疾病，常继发于上呼吸道感染之后，或为一些急性传染病（如百日咳、流感等）的一种症状。当气管同时受累时，称为急性气管支气管炎。

（2）主要症状。一般支气管炎早期表现为上呼吸道感染症状，随后咳嗽加剧、咳痰。症状较重时常有发热、食欲下降、乏力、呕吐、腹泻等。双肺呼吸音粗糙，可有不固定的、散在的干、湿性啰音。常在体位改变或咳嗽后啰音减少或消失，一般无气促或发绀。哮喘性支气管炎以喘息为主，多见于 3 岁以下、有湿疹或其他过敏史的幼儿。有类似哮喘的表现，如呼气性呼吸困难等。有反复发作的倾向，多与感染有关。愈后大多良好,3～4 岁后发作次数减少，大多在 6 岁前自愈，极少数发展为支气管哮喘。

（3）防治措施。积极治疗上呼吸道感染，防止炎症蔓延至支气管、气管。积极预防营养不良性疾病和传染病，按时预防接种。定时为患者翻身拍背，鼓励患者多饮水，以利于呼吸通畅和呼吸道分泌物排出。痰液黏稠者采用超声雾化吸入或蒸汽吸入，湿化呼吸道，以促进排痰。遵医嘱使用抗生素及止咳祛痰、平喘的药，服用止咳糖浆后不要立即喝水，以免稀释药液影响疗效。给予营养丰富、易消化的食物，少食多餐，避免咳嗽引起呕吐。室内常通风，避免吸入刺激性气体和有害粉尘等；维持适宜的温湿度，一般室温为 18 ~ 22℃，相对湿度为 50% ~ 60%，有利于痰的排出。保持口腔卫生，以增进食欲。适当进行室外活动，增强机体抵抗力。超过38.5℃时予以物理降温或按医嘱给予药物降温，以免发生惊厥。注意观察药物疗效及不良反应，若出现呼吸困难、发绀等，及时住院处理。

3. 肺炎

（1）发病原因。肺炎是病原体或其他因素所致的肺部炎症，病毒是主要病原体。若室内居住拥挤、通风不良、空气污浊、致病性微生物较多，则容易发生肺炎。小儿以支气管肺炎最常见，常见病原体为细菌和病毒，也可为病毒、细菌的混合感染。营养不良、维生素 D 缺乏症、先天性心脏病、免疫缺陷等患儿易患本病，且病情严重。

（2）主要症状。轻症情况下，大多数患者体温较高；开始为刺激性干咳，随后咽喉部出现痰鸣音，伴呕吐；呼吸表浅增快，鼻翼煽动，部分患者口周、指甲轻度发绀；有精神萎靡、烦躁不安、食欲缺乏、哆嗦、腹泻等全身症状。重症时，呼吸表浅、急促，每分钟可达 80 次以上，鼻翼扇动，呼气呻吟，颜面部及四肢末端明显发绀，甚者面色苍白或青灰；食欲下降、呕吐，发生中毒性肠麻痹；烦躁、嗜睡或呼吸节律不整；常伴心功能不全。

（3）预防措施。日常要坚持运动，多晒太阳，增强抵抗力，气候变化时及时增减衣物；饮食合理，食物要易消化，富含维生素和蛋白质，以软质食物为佳，少食多餐。保持室内空气清新，室温控制在 18 ~ 22℃。房间内不要太干燥，湿度控制在 60% 左右。培养良好的卫生习惯，做到不随地吐痰。感冒流行时，尽量不要带幼儿到公共场所，避免与患感冒者接触。

（4）护理措施。肺炎是一种较为严重的疾病，发现后应及早住院治疗。嘱患者卧床休息，减少活动，被褥衣服要适中。嘱患者多饮水，使呼吸道黏膜湿润，以利于痰液咳出。经常变换患者体位，指导患者有效咳嗽，排痰前协助转换体位，帮助清除呼吸道分泌物，必要时可进行雾化吸入。密切监测体温变化，若体温超过 38.5℃应采取物理降温或按医嘱给予退热剂。肺炎痊愈后，也不能掉以轻心，要注意预防感冒，防止反复感染。

六、腹泻

（1）发病原因。腹泻是由多病原体、多因素引起的，以大便次数增多和大便性状改变为特点的消化道综合征。其发病原因主要有感染因素和非感染因素。感染因素包括肠道内感染和肠道外感染两种，肠道内感染可由病毒、细

呕吐、腹痛、便秘

菌、真菌、寄生虫引起，尤以病毒、细菌多见。因发热及病原体毒素作用使消化功能紊乱，或肠道外感染的病原体同时感染肠道，故当患肺炎、上呼吸道感染及泌尿道感染时，可伴有腹泻。非感染因素主要是饮食因素和气候因素，例如，喂养不定时、食物的质和量不适宜，或过早给予淀粉类食物等均可引起腹泻。腹泻好发于夏秋季，在气候突然变冷、腹部受凉时可使肠蠕动增加引起腹泻；天气过热导致消化液分泌减少或口渴时喝奶过多，也可诱发消化功能紊乱而引起腹泻。

（2）主要症状。大便次数增多，每天3次以上，甚至10～20次。大便性状改变，呈稀便、糊状便、水样便，或黏液脓血便等。识别时，粪便的性状比次数更重要。由于腹泻与呕吐会丢失大量的水和电解质，患者易出现脱水、代谢性酸中毒症状，有时还有低钾血症、低钙血症。大多数急性腹泻患者表现为体重减轻，口渴不安，皮肤苍白或苍灰，弹性差，眼眶凹陷，黏膜干燥，眼泪减少，尿量减少。常伴恶心、呕吐的症状，严重者呕吐咖啡样物，还可有腹痛、腹胀、食欲缺乏等症状。严重者多发热，体温为38～40℃，少数高达40℃以上，出现嗜睡、惊厥，甚至昏迷等症状。

（3）防治措施。在饮食方面，避免夏季断奶，逐渐添加辅食；食具定期消毒，生吃瓜果要清洗；腹泻患者进食要适量，饮食宜清淡、易消化，避免高糖食物。严重呕吐和腹泻者要暂时禁食，但不能禁水。对母乳喂养患儿要暂停辅食，给予单纯母乳喂养。对人工喂养患儿，可给予稀释的牛奶或米汤，等治愈后再逐渐给予半流质食物，并过渡到正常饮食。若无脱水，可口服补液盐。避免喝饮料等。若脱水严重，应及时送医。注意气候变化，防止患儿因腹部受凉而病情加重。注意饮水卫生，饭前便后要洗手。患儿用过的便具、尿布以及被污染过的衣物等都要及时清洗消毒，以免反复感染。如果有感染性腹泻，要特别注意消毒，以免传给他人。评估患儿排便次数、性状（有无黏液、血液，是否为水样等）、颜色、气味、量，并根据医嘱留取标本。便后要用细软的卫生纸轻擦，或用细软的纱布蘸水清洗，

之后可涂些药膏，以防红臀。若出现脱肛，可在给幼儿清洗时，用柔软的毛巾将脱垂部分轻轻上顶，数次无效或反复发生时要及时就医。

七、五官常见病

1. 弱视

弱视是指眼球没有器质性病变，但视力低下，经矫正后达不到正常值。其最大危害是患儿不仅双眼或单眼视力低下，而且视觉功能不完善，导致不能很好地分辨物体的远近、深浅等，会给生活、学习带来不良影响。

（1）发病原因。因斜视引起复视（视物成双）和视觉紊乱，使患儿极为不适，这是由视觉中枢抑制来自斜眼的视觉冲动，使该眼视觉功能长期被抑制导致的。两眼屈光参差，造成物像的清晰度和大小不等。屈光不正，多为双侧性，发生在没有戴过矫正眼镜的高度屈光不正者，且多见于远视屈光不正，无须特殊治疗，只要戴合适的眼镜，视力一般能逐渐提高。先天性白内障或因上睑下垂而遮挡瞳孔致使视觉发育不好，造成形觉剥夺。先天性弱视，其发病机制尚不十分明确。

（2）防治措施。孕妇做好围产保健，低体重、有窒息史等的幼儿眼底可能会有病变，要特别注意。培养幼儿良好坐姿，指导幼儿做眼保健操。定期做眼科检查，若发现幼儿视物歪头偏脸，应及时就医。弱视者应佩戴眼镜，或遵医嘱进行矫治。警惕遮盖性弱视，除了为治疗眼疾而需要包扎或交替遮盖双眼外，不可自行遮盖眼睛。

2. 中耳炎

中耳炎是指中耳腔急性或慢性发炎，如果不及时治疗，可产生听力障碍，甚至造成语言发展迟缓和学习能力差。

（1）发病原因。发生上呼吸道感染后，病原体易进入咽鼓管，导致咽部炎症侵入中耳引发炎症。喂奶不当引起呛咳时，奶汁易通过咽鼓管流入中耳引起中耳炎。给幼儿挖耳垢时，如不小心戳破鼓膜，会造成中耳炎。幼儿洗澡或游泳时，水从外耳道进入耳朵也易引起中耳炎。少数由败血症引起。

（2）主要症状。最开始的症状是发烧、耳痛和耳朵不舒服，有时和感冒相似，如鼻塞、低热、情绪不稳定等，从而在检查中常被忽视而被当作感冒。其典型表现有：耳鼓（鼓膜）红肿，耳部疼痛剧烈，甚至影响睡眠和进食，尤其在鼓膜穿孔前。幼儿会哭闹、烦躁不安，或者不让成人触碰耳廓。语言发育落后或口齿不清，耳闷、耳鸣或头晕，并有注意力不集中的表现。若耳膜穿孔，则会有液体流出，初为血水脓样，后变为黄色脓性分泌物。本病可有畏寒、发热、倦怠、食欲差等症状。较重者常伴呕吐、腹泻等类似消化道的症状，夜里易惊醒，鼻涕多、稠且发黄，眼睛有青眼圈等。一旦中耳炎导致鼓膜穿孔，体温即逐渐下降，全身症状明显减轻。若中耳炎并发积水，耳朵会有肿胀感，吞咽时会听到"泼泼"声或讲话时有回音。若已是慢性中耳炎，耳膜会增厚且结疤，耳膜活动性下降甚至中耳腔产生胆脂瘤，这时就要手术治疗了。

（3）预防措施。洗澡、洗头时注意不要让污水流入耳内，游泳时要选择干净的游泳池。若不慎导致水流进耳内，应及时吹干耳朵，避免细菌及霉菌滋长。给幼儿挖耳朵时动作要轻柔，避免损伤耳内的皮肤黏膜而引起感染。喂奶时让幼儿坐起来或采用倾斜体位，避免让幼儿含着奶嘴入睡，以免液体流向咽鼓管使咽鼓管阻塞。注意防寒保暖，预防感冒，平时擦鼻涕要轮流使用两侧鼻孔。从小就要注意身体锻炼，多到户外活动，多晒太阳，增强体质和抗病能力。避免被动吸烟。

（4）护理措施。患者应多休息、多饮水。食物要易消化、营养丰富，要多吃新鲜蔬菜和水果，忌吃辛辣食物。若耳内常有脓液流出，要将脓液清洗掉。如幼儿患急性中耳炎，要立即带至医院治疗，直到痊愈。患急性化脓性中耳炎的幼儿，应遵照医嘱使用抗生素进行治疗，最好连续使用1周，有高热者可同时酌情使用退热药。发热会导致耳朵疼痛，可用湿毛巾冷敷耳后。热退了，疼痛消失了，也不能掉以轻心，避免发展为慢性中耳炎，或者导致听力丧失。

3. 龋齿

龋齿又叫虫牙、蛀牙，是牙齿硬组织逐渐被破坏的一种疾病。

（1）发病原因。牙齿的点、隙、裂、沟等薄弱处易被龋蚀。发育不良、钙化不良和位置不正的牙齿易被龋蚀。

牙齿的敌人与朋友

牙本质较薄的牙齿更易被龋蚀。进食后或睡前不清洁牙齿，长此以往细菌使牙釉质脱钙，如果不加以处理就会形成蛀洞，出现龋齿。

（2）主要症状。根据牙齿破坏的程度，将龋齿分为浅龋、中龋和深龋。

浅龋：破坏只在牙釉质，有褐色斑点或斑块，牙表面粗糙，患儿无症状。中龋：龋蚀已到牙本质，形成龋洞，患儿吃冷、甜、酸食物时感到酸疼。深龋：龋蚀已达牙本质深层，接近牙髓或已影响牙髓，冷、热等刺激或食物嵌入龋洞均会引起疼痛，可并发牙髓炎。

（3）防治措施。进食后或睡前帮助幼儿漱口、洁齿，清除食物残渣。3岁以后幼儿可学习刷牙，宜选用幼儿保健牙刷及含氟牙膏。合理饮食，多晒太阳，及时补充维生素 D 和钙剂，通过营养固齿。纠正幼儿吮吸橡皮奶嘴、吸吮手指、咬铅笔等不良习惯，预防排列不齐。恒牙萌出时要及时拔去滞留的乳牙。发生龋齿应及时请医生填补龋洞。

4. 口炎

（1）发病原因。口炎是指口腔黏膜的炎症。由于幼儿口腔黏膜柔嫩，血管丰富，涎腺分泌少，口腔黏膜较干燥，利于微生物繁殖，易患口炎。本病可单独发生亦可继发于全身性疾病。食具消毒不严、口腔不卫生或疾病导致机体抵抗力下降等因素可诱发本病。口炎常见有鹅口疮、疱疹性口腔炎、溃疡性口腔炎。若病变局限于舌、牙龈、口角亦可称为舌炎、牙龈炎、口角炎等。

（2）主要症状。鹅口疮，又称雪口病，轻者口腔黏膜表面有白色凝乳块状物，可融合成大片，不易拭去，强行剥离后局部黏膜潮红可渗血，患处不痛、不流涎；重者整个口腔被白色斑膜覆盖，甚至蔓延到咽、喉，伴有低热、拒食等症状。疱疹性口腔炎患者在发病时发热可达 38～40℃，1～2天后在齿龈、唇内、舌、颊黏膜等部位出现单个或成簇的小疱疹，直径为2～3毫米，周围有红晕，破溃后形成溃疡，上面覆盖黄白色纤维素性分泌物，局部淋巴结肿大。由于疼痛剧烈，患者可出现拒食、流涎、烦躁等表现。病程为1～2周，体温在3～5天后恢复正常。溃疡性口腔炎患者齿龈、唇、颊黏膜等处的口腔黏膜充血、水肿，继而形成大小不等的糜烂面或浅溃疡。溃疡表面覆盖灰白色或黄色纤维素性假膜，易拭去，拭去后遗留溢血的糜烂面。患者会出现拒食、流涎、烦躁等症状，常伴发热，体温可达 39～40℃，局部淋巴结肿大。

（3）预防措施。培养良好的卫生习惯，不吮指，正确刷牙，纠正偏食、挑食等不良习惯，进食后漱口。做好食具、玩具的消毒工作。避免滥用抗生素和糖皮质激素，以免菌群失调。

（4）护理措施。给予高热量、高蛋白和富含维生素的温凉流质或半流质食物，避免酸、辣、热、粗、硬等刺激性食物。患者应多饮水，进食后漱口，保持口腔黏膜湿润、清洁，减少口腔病原体繁殖。鹅口疮患者可用20%碳酸氢钠溶液清洗口腔；溃疡性口腔炎患者可用3%过氧化氢溶液或0.1%依沙吖啶溶液清洗溃疡面，较大幼儿可用含漱剂。对于因疼痛影响进食者，可在进食前局部涂2%利多卡因止痛；对于不能进食者，可遵医嘱给予静脉营养等。涂药后不可立即漱口、饮水或进食。鹅口疮患者使用过的食具应放于5%碳酸氢钠溶液中浸泡30分钟，然后再煮沸消毒。每4小时测一次体温，当患者体温超过38.5℃时，给予物理降温，必要时给予药物降温。

八、皮肤常见病

1. 湿疹

（1）发病原因。湿疹一般在出生后1～2个月发病，有的在出生后3～4周就发病，一般至2岁左右自动缓解。过敏是诱发湿疹的最主要的直接因素。造成过敏的主要原因如下：幼儿对动物蛋白食物过敏，如牛羊奶、牛羊肉、鱼、虾、蛋等；过量喂养导致幼儿消化、吸收不良，从而引起过敏；长牙期或吃糖过多造成肠内异常发酵，或有肠寄生虫导致体质下降而过敏；紫外线、寒冷、湿热等物理因素，以及肥皂、化妆品、花粉等的刺激导致过敏。

（2）主要症状。湿疹多发部位是前额、脸部、腮窝、肘窝及颈、腕等处，有时会遍及周身。开始时皮肤发红，随即出现红色细小点状丘疹及疱疹，而后融合成片渗出浆液，干燥后形成树胶状痂盖。由于痒感强，患者常烦躁、啼哭。

（3）防治措施。幼儿内衣选棉织品或细软布料，衣着应宽松，被褥最好是棉质的，衣物、枕头、被褥等要经常更换，还要避免接触羽毛、花粉等易引发过敏的物质。保持皮肤清洁，以温水洗浴最好，要选偏酸性的洗浴用品。室温不宜过高，否则会使湿疹痒感加重。饮食供给要定时定量，要注意幼儿饮食后的反应。室内要通风，不要放地毯，禁止吸烟，也要避免养宠物，打扫卫生最好湿擦，避免扬尘。发病时不要进行预防接种，不要接触单纯疱疹患者，以免发生疱疹性湿疹。

2. 痱子

（1）发病原因。幼儿皮肤娇嫩，汗腺发育和通过汗液蒸发调节体温的功能较成年人差，汗液不易排出和蒸发，如果出汗过多，毛孔堵塞会使汗液无法排出体外，就会长痱子。

（2）主要症状。痱子主要长在经常出汗的额头、颈、鼻子、胸口、腿等部位。初起时，皮肤发红，然后出现针头大小的红色丘疹或丘疱疹，密集成片，其中有些丘疹呈脓性。生了痱子后会剧痒、疼痛，有时还会有一阵阵热辣的灼痛等。

（3）防治措施。根据天气温度、湿度穿衣，多穿宽松、轻便、吸汗的衣服，及时擦汗，勤换衣物。保证饮水，忌食辛辣食物。炎热时，避免强烈日光照射，室内可开空调或电扇，但冷风不能直吹，保证每日用温水洗浴 2 ~ 3 次，浴后擦上痱子粉。洗澡后，让身体自然风干。户外活动结束后不要直接用冷水洗浴，以防引发痱子或加重病情。注意不要在痱子上抹药膏或油霜，否则会妨碍水汽蒸发，加重病情。

在身上抹一层玉米淀粉做的爽身粉，可预防皮肤皱褶里出痱子。如爽身粉为滑石粉，要轻轻地擦在身上，不可拍打，以免粉末伤害幼儿呼吸系统。避免幼儿用手挤弄、搔抓患处。一旦出现大面积痱毒，应及时到医院治疗。

知识小测

一、单项选择题

*1. 肥胖对孩子的危害是（　　　　）。

　A. 多动症　　　　　　　B. 贫血　　　　　　C. 动脉硬化的隐患　　D. 感冒

*2. 多吃（　　　　）可以预防贫血。

　A. 牛奶　　　　　　　　B. 动物肝脏　　　　C. 菠菜　　　　　　　D. 脂肪

二、判断题

*1. 幼儿要补钙应多晒太阳，因为晒太阳能够补充维生素 B。　　（　　　　）

2. 发烧、脱水、低血糖、脑部病变等都可造成幼儿惊厥。　　（　　　　）

三、填空题

*1. 针对幼儿便秘，保育员应督促幼儿多_____、多吃_____，多_____，帮助幼儿形成良好的_____。

2. _____是诱发湿疹的最主要的直接因素；皮肤_____是长痱子的主要原因。

第四节　幼儿常见传染病

问题情境

为了保障幼儿的身体健康，加强全园教职工防范传染病的意识，防止园内传染病的发生和蔓延，某幼儿园组织全体教职工进行了传染病防控专项培训工作。园长形象直观地讲解了幼儿常见传染病的传播途径、症状及防治措施，并就幼儿园传染病防控工作提出了具体要求。幼儿常见传染病有哪些呢？

一、传染病流行的环节与影响因素

（一）传染病流行的三个环节

1. 传染源

传染源是指病原体在体内生存、繁殖并向体外排出的人或动物。

（1）传染病患者。传染病患者是指感染了病原体并表现出一定症状的人。患者是重要的传染源，其排出病原体的整个时期称为传染期。患者传染期的长短决定患者隔离时间的长短。

（2）病原携带者。病原携带者包括病后病原携带者和健康病原携带者。病后病原携带者是指患传染病以后，症状虽已消失但仍然能够排出病原体的人。健康病原携带者是指病原体虽然已经侵入体内，但并未表现出任何症状，且能排出病原体的人。

（3）受感染的动物。由受感染动物传播给人的疾病会成为人畜共患病。

2. 传播途径

传播途径是指病原体离开传染源，侵入他人机体所经由的途径。

（1）空气传播。病原体由传染源的唾液、痰及鼻咽分泌物通过空气、飞沫、尘埃等途径，经过呼吸道侵入机体。这是呼吸道传染病的主要传播方式，如流感。

（2）饮食传播。病原体由口通过胃肠道侵入机体，使人受到感染。饮食传播是消化道传染病的主要传播方式，如伤寒、蛔虫病等。

（3）接触传播。接触传播可分为直接接触和间接接触两种方式，如狂犬病由传染源与易感者直接接触传染，急性结膜炎可通过被传染源污染的日常用品。

（4）虫媒传播。病原体在昆虫体内繁殖，完成其生活周期，通过不同的侵入方式进入易感者体内，以蚊、蚤、蝇等为重要传播媒介，如乙型脑炎。

（5）医源性传播。医源性传播指在医疗或预防工作中人为地引起某种传染病传播，如因污染的针头、导尿管等而感染疾病，生物制品或药品受污染而引起疾病传播。

（6）母婴传播。母婴传播是指母婴之间，经胎盘、分娩损伤、哺乳等途径由母亲直接传染给婴儿的传播方式。如乙型肝炎病毒可通过母乳传播。

（7）土壤传播。土壤传播指人体接触带有病原体的土壤而感染疾病，如破伤风、钩虫病等。土壤传播与幼儿接触土壤的机会及卫生习惯有关。

3. 易感者

易感者是指体内缺乏对某种传染病的免疫力，或免疫力较弱，病原体侵入其体内后就会发病的人。当易感者在某一特定人群中的比例达到一定水平，又有传染源和合适的传播途径时，则很容易引起传染病流行。

（二）传染病流行的影响因素

传染病流行过程受自然因素和社会因素的影响。

1. 自然因素

自然环境中的各种因素（包括地理、气象和生态等）对传染病流行的发生和发展都有重要影响。寄生虫病和由虫媒传播的传染病对自然条件的依赖性尤为明显。传染病的地区性和季节性与自然因素有密切关系，如我国南方有血吸虫病地方性流行区，疟疾、乙型脑炎在夏秋季发病率较高等。

2. 社会因素

社会因素包括社会制度、经济状况、生活条件和文化水平等，对传染病流行过程有重大影响。在国民经济日益提高的同时，因人口流动、生活方式、饮食习惯的改变和环境污染等，一些传染病的发病率出现升高。另外，不文明、不科学的行为和生活习惯，也可能造成传染病的发生与传播。

二、幼儿常见病毒性传染病

1. 水痘

（1）发病原因。水痘通过接触患水痘的幼儿或其使用的物品而传染，也可通过咳嗽或打喷嚏时喷出的飞沫传染。其传染性极强，2～6岁幼儿易患，3～4岁是高发期。但只要患过一次，就会产生终身免疫力。

（2）主要症状。通常发热1～2天后出疹。第一天长出点状小粒，慢慢变成水泡。皮疹呈向心性分布（即躯干多，面部、四肢较少，手掌、脚掌更少），也可见于头皮、口腔、眼结膜等。水痘分期、分批地长出，红斑、丘疹、疱疹和结痂同时存在，此起彼伏，为期 8 ~ 10 天，最后会结痂，基本不会留瘢痕。疹子出现在口腔等处黏膜上，细菌进入会引起脓疮、淋巴结炎等并发症。感染水痘后还可能会出现头痛、腹痛等症状。

（3）防治措施。注射疫苗对水痘有良好的预防效果。在皮肤上的疹子转变成干斑之前，水痘具有传染性，患者不宜外出，以免传染他人。患者所在房间要开窗通风，物品要经常消毒。患者要注意多休息、多喝水，可以通过喝果汁、粥等流质食物来预防脱水，食物宜清淡，要保持肠胃通畅。患者要勤洗澡、勤换衣服，剪短指甲，避免用手搔抓皮肤引起皮肤化脓。若患者出现痛痒、高热等症状，要在医生指导下服用药物缓解。

2. 麻疹

（1）发病原因。患者为麻疹的唯一传染源。患者咳嗽、打喷嚏时，病毒随飞沫直接到达易感者的呼吸道或眼结膜而致感染。间接传播少，未患过麻疹也未接种过麻疹疫苗者均为易感者。一般认为接触麻疹后 7 天至出疹后 5 天均有传染性。

（2）主要症状。经过 10 ~ 12 天的潜伏期后出现症状。临近出疹子时，患者在发高热的同时，会出现严重的咳嗽、流鼻涕、打喷嚏等症状，有时还可能引起支气管炎或肺炎等。患者口腔黏膜上长出白色的小斑点，从耳朵或额头开始，脸部、脖子、躯干、手脚依次长出大量疹子。出现疹子后四五天，退热的同时疹子也会消失，出疹子的部位变成紫色，之后自行脱落。若患者病情严重，皮疹可突然隐退，全身中毒症状加重，体温可高达40℃，精神萎靡、嗜睡，甚至抽搐。严重时患者面部水肿，出皮疹，眼分泌物增多，甚至粘连眼睑不易睁开，流脓涕，这种面貌称为麻疹面容。

（3）防治措施。进行预防接种。患者应隔离至出疹后 5 天，有并发症者应住院治疗，隔离期延长 5 天。居室应保持适宜的温度和湿度。食物应营养丰富、易消化，水分充足。患者五官及皮肤要保持清洁，洗脸时用温热水，漱口时用生理盐水。可用抗生素眼膏或眼药水护眼，防止继发感染。

3. 风疹

（1）发病原因。风疹是由风疹病毒引起的呼吸道传染病。该病传染性较小，多发于冬春季节，3 岁以下幼儿多见。病毒存在于患者的口、鼻、眼等分泌物中，可直接或通过飞沫传播。

（2）主要症状。发病初期可有发烧、咳嗽、流鼻涕等症状，体温多在39℃以下。发烧当天或第二天就出现皮疹，并很快布满全身，但手心、脚心一般无皮疹，之后皮疹很快消退，不留痕迹。出疹期间常伴有耳后及枕部的淋巴结肿大。

（3）防治措施。接种疫苗。患者应多休息、饮水，一般不需特殊治疗。

4. 手足口病

（1）发病原因。手足口病是由肠道病毒引起的传染病，又称发疹性水疱性口腔炎。引发手足口病的病毒常见的是柯萨奇病毒 A16 型和肠道病毒 71 型。其感染部位是包括口腔在内的整个消化道，通过污染的食物、饮料等进入体内，并在肠道增殖，可引起手、足、口腔等部位的疱疹。患者是主要传染源，其水疱液、咽喉分泌物、粪便中均可带病毒。无症状的病毒携带者也是传染源。此病多发生于 5 岁以下婴幼儿，3 岁前发病率最高。

（2）主要症状。潜伏期一般为 3 ~ 7 天。发病初期有发热、咳嗽、流涕等轻度上呼吸道感染症状。之后，患者手指及脚趾背部出现椭圆形或梭形的水疱，水疱的周围有红晕，水疱的液体清亮，之后水疱的中心凹陷、变黄、干燥、脱掉（脱屑）。该病主要侵犯手、足、口、臀四个部位，会出现不痛、不痒、不结痂、不留疤的皮疹。口腔黏膜疹出现比较早，起初为粟米样斑丘疹或水疱，周围有红晕，主要在口腔内颊部、舌、软腭、硬腭、口唇内侧等处，由于溃疡疼痛，患者常流涎、拒食。少数患者可有心肌炎、肺水肿、无菌性脑膜炎等并发症。个别严重的可致死亡。

（3）防治措施。手足口病可以接种疫苗预防。日常生活预防要注意勤洗手、多开窗、多饮水、食熟食、勤晒衣被、定期消毒。患者要保持皮肤清洁，避免继发感染。患者的食具、便具应专用，用后消毒，接触过的玩具要彻底消毒，患者的分泌物、污染物应随时消毒。对口腔糜烂、进食困难的患者，要给予易消化的流食，患者进食后用温开水或生理盐水漱口。关注患者病情变化，对高热患者要给予降温处理，一旦怀疑有并发症，要早就诊、早治疗。只要护理得当，水疱及皮疹通常会在一周内消退。居家隔离患者，一般要隔离至疱疹干燥结痂两周后。

5. 流行性腮腺炎

（1）发病原因。流行性腮腺炎是由腮腺炎病毒引起的呼吸道传染病。患者腮腺肿大期间，唾液中有病毒，可经飞沫传播。该病多发于冬春季节，极易发生暴发性流行。

（2）主要症状。发病急，可有发烧、畏寒、头痛、食欲缺乏等表现。1～2天后腮腺肿大，可先见一侧再波及另一侧。肿大以耳垂为中心，有轻度压痛。患者张口或咀嚼时感到腮腺部位胀痛，吃硬或酸的东西时疼痛加剧，在上颌第二臼齿的颊黏膜上可看到红肿的腮腺管口。4～5天腮腺肿胀逐渐消退。

（3）防治措施。患者食具要专用，并进行消毒。食物以流质或半流质为宜，以减轻咀嚼时的疼痛。口腔要保持清洁，多用淡盐水漱口。患者应隔离到腮腺肿胀完全消肿3天后。腮腺肿痛时可用湿毛巾冷敷，也可外敷清热解毒的中药。患者可服用板蓝根等进行治疗。

6. 流行性感冒

（1）发病原因。流行性感冒（流感）是由流感病毒引起的呼吸道传染病。病毒经空气飞沫传播。由于流感病毒常发生变异，极易暴发大流行，且常见于冬末春初。

（2）症状。发病急，起初有咽痛、头痛、乏力等症状，继而出现高烧、寒战症状，有的出现恶心、呕吐、腹泻等胃肠道症状，或者出现咳嗽、气促、喘等肺炎症状，还有的出现嗜睡、惊厥等精神症状。常并发中耳炎。

（3）防治措施。按规定接种疫苗。流感多发期间少去公共场所。居室要有阳光，保证空气流通；饮食要有营养，易消化；高烧时要卧床休息，多饮水，进行降温。治疗可选用板蓝根、紫草、金银花、黄连、连翘等药。

7. 流行性乙型脑炎

（1）发病原因。流行性乙型脑炎（简称乙脑）是由乙型脑炎病毒引起的，由蚊虫传播的，以脑实质病变为主的中枢神经系统急性传染病。人与许多动物都可以成为传染源。此病在夏秋季最为常见，主要通过蚊虫叮咬传播。

（2）主要症状。大多症状较轻或呈隐性感染。少数病起即有发烧、头痛、嗜睡、喷射性呕吐等症状，1～2天后病情加剧，体温可达40℃，可出现惊厥、神志不清或昏睡、肢体瘫痪等症状。体温增高5～6天后逐渐转为正常，患者也逐渐清醒。若体温持续下降，多于1个月内死亡。少数患者可留下不能说话、肢体瘫痪、智力减退等后遗症。常见的并发症有支气管炎、口腔溃疡等。此病的病死率和致残率高，多数患者能在两周以后顺利恢复，但严重者因脑部病变较重，恢复较慢；症状轻者大多预后良好，重症患者可能会有后遗症，如意识障碍、痴呆、失语、肢体瘫痪等。

（3）防治措施。日常做好环境卫生，在流行季节做好防蚊、驱蚊工作。居室保持安静，温度最好在30℃以下，避免强光刺激。对患者可予以冰袋、冰帽等辅助药物降温，并勤监测体温，关注心率、呼吸频率，注意惊厥时避免咬舌。高热期给予清淡的流质食物与充足的水，恢复期可给予高热量食物。长时间卧床要经常变换体位，勤翻身、拍背，保持气道通畅。重症或有后遗症的患者需康复训练。患者隔离至体温恢复正常为止。

8. 传染性肝炎

（1）发病原因。传染性肝炎由病毒引起，病毒主要侵犯肝脏，造成肝细胞变性、坏死。肝炎病毒有许多种，其中以甲型、乙型最为常见。甲型肝炎病毒存在于病人的粪便中，粪便污染了食物、饮水，经口可造成传染。乙型肝炎病毒存在于病人的血液、唾液、鼻涕、乳汁中，可通过输血、注射血制品时共用针头等途径传播，也可以通过日常生活的密切接触如共用牙刷、食具等传播。

（2）主要症状。感染甲型肝炎病毒后大约经过1个月的潜伏期开始发病，有黄疸性肝炎和无黄疸性肝炎之分。感染乙型肝炎病毒后一般经2～6个月的潜伏期发病，多为无黄疸性肝炎。无黄疸性肝炎患者病情轻，一般有发烧、乏力、恶心、头晕等症状。黄疸性肝炎初期症状类似感冒，患者相继出现食欲减退、恶心、呕吐、腹泻等症状，多精神不好、乏力、好发脾气、烦躁、哭闹。1周左右，患者巩膜、皮肤出现黄疸，尿色加深，肝功能不正常。黄疸持续2～6周后开始消退，患者食欲随之好转，肝功能逐渐恢复正常。

（3）防治措施。日常讲究卫生，防止病从口入，衣服、被褥要常暴晒。急性肝炎患者要卧床休息，病情好转后可轻微活动，但不应疲劳。患者饮食上要适当增加蛋白质和糖，多吃水果、蔬菜，少吃油腻食物。患者食具、水杯、牙刷、便盆等要专用，坚持消毒。

三、幼儿常见细菌性传染病

1. 猩红热

（1）发病原因。猩红热是由A族溶血性链球菌引起的急性呼吸道传染病。细菌存在于患者或携带者的鼻咽部，主要通过呼吸道飞沫传播，也可经破损的皮肤传播，还偶见细菌污染玩具、食物、生活用具等后经口传播。全年均可发病，冬季和春季多见。婴儿可通过胎盘从母体获得被动免疫持续至1岁末。3～7岁的幼儿为主要的易感人群，感染后可获得较长久的抗菌和抗红疹毒素能力。

（2）主要症状。患者发病急，伴有发热、咽痛等症状。1～2天后在耳后、颈部、腋下出现皮疹，并迅速波及躯干、四肢。皮疹为猩红色，抚摸有砂纸感，用手按压红色可暂退。在肘弯、腋窝、大腿根等处的皮肤皱褶处皮疹密集，呈一条条红线。脸部两颊发红，但口唇周围明显苍白。发病后2～3天，舌乳头红肿，似成熟的杨梅，被称为杨梅舌。1周左右皮疹消退，逐渐恢复正常。

（3）防治措施。患者应及时隔离，室内开窗通风。食物应易咽、易消化，要供给充足的水分和营养。患者要保持皮肤清洁，并常用盐水漱口。被化脓性分泌物污染的物品要彻底消毒。急性期患者应卧床休息。对患者做好隔离措施，对接触者也要及时检查，接触者可服磺胺类药物预防。

2. 百日咳

（1）发病原因。百日咳是由百日咳杆菌引起的急性呼吸道传染病，一般通过打喷嚏或咳嗽时喷出的唾沫传播，多流行于冬春季，传染性极强，尤其在发病初期和发病后8周左右。

（2）主要症状。初期有轻度发热、咳嗽、流鼻涕症状，与感冒相似。3～4天后，热度消退，咳嗽加重，呈阵发性，并且白天症状较轻，晚上咳嗽加重，有大量黏液分泌，可伴有特殊的呼吸气性鸡鸣样回声。剧咳者常伴有眼睑水肿、眼结膜出血、紫癜及舌系带溃疡等。2～6周进入恢复期，恢复期为2～3周。百日咳能够引发中耳炎、支气管炎、肺炎等并发症，严重时，会因为缺氧而产生痉挛等症状。

（3）防治措施。患病1次以后能终身免疫，6月龄前患上此病会成为重病，且接种疫苗后需2～4周才会有效果，所以需按时及早进行预防接种。此病流行期间应避免去公共场所。患者居室应通风，防止空气污染。患者应避免食用刺激性的食物，应多饮水，以防脱水。百日咳一般需要6～8周才能痊愈，对患者需耐心照护。密切接触者需观察3周。

3. 流行性脑脊髓炎

（1）发病原因。流行性脑脊髓膜炎（简称流脑）是由脑膜炎双球菌引起的一种急性化脓性脑膜炎。带菌者和流脑病人是主要传染源，主要经由咳嗽、喷嚏或亲吻传播。

（2）主要症状。初期表现为发热、咳嗽、流涕等症状，如不能控制，细菌就会进入血液循环，形成菌血症。这时会表现出高热、恶心、呕吐症状，皮肤出现淤点、淤斑，主要分布于肩、肘、臀等易于受压的部位。病原菌最终可侵及脑膜，发展成脑膜炎，出现脑膜刺激征和颅内压增高，症状有烦躁不安、嗜睡、抽搐、头痛加剧、呕吐频繁、高热不退。严重者可有感染性休克及脑实质改变，脑脊液呈化脓性改变。暴发性流脑可出现严重休克、面色苍白、四肢冰冷、脉搏摸不到、血压下降或测不出、心率快、心音低钝、神志不清，可短期内死于严重休克或脑疝。此病一般以普通型多见，约占全部病例的90%，并发症和后遗症少见。而暴发性流脑病死率高。

（3）防治措施。及时接种流脑疫苗是预防的关键。该病流行期间应注意卫生，保持室内空气新鲜，勤晒衣服，少去人多的公共场所。患者居室应安静、空气流通，室温在20℃左右，避免强光引发患者惊厥。患者应卧床休息，床铺保持清洁，在皮肤大片淤斑未破溃前，各种卧位均应避免皮肤受压和摩擦，必要时可垫空心圈。患者指甲应剪短，避免抓破皮肤。患者宜食易消化、有营养的流质或半流质的食物，餐间可吃水果或喝果汁。患者应隔离至体温正常后3天或发病后7天。

4.细菌性痢疾

（1）发病原因。细菌性痢疾是由痢疾杆菌引起的肠道传染病，常年散发，夏秋季多见。痢疾杆菌随患者或带菌者的粪便排出，通过污染的手、食品、水源，或生活接触，或苍蝇、蟑螂等间接方式传播，最终均经口进入消化道，使易感者受染。

（2）主要症状。潜伏期一般为1~3天。轻者有怕冷、发热、乏力、食欲减退、呕吐、腹痛、腹泻等症状。重者有高热、恶心、呕吐、剧烈腹痛和腹部压痛、脓血便、便次频繁甚至失禁等症状。病情进展较快，之后患者明显失水，四肢发冷，极度衰竭，易发生休克。中毒型患者起病急，全身症状明显，很快抽风、昏迷，高热达40℃以上，但肠道炎症反应极轻。菌痢患者反复发作或迁延不愈达2个月以上者，可发展为慢性菌痢。

（3）防治措施。日常加强环境、饮食和个人卫生，夏季尽量不吃生冷食物，防止病从口入。在痢疾多发季节，应集体预防。患者应尽早隔离，其用具要专用并消毒，每次排便后用温水清洗臀部，为防止脱肛，避免长时间坐在便盆上。患者宜食用流质和半流质食物，忌食多渣、油腻或辛辣食物，好转后可加强营养。患者发烧时要卧床休息，按医嘱服药，用药疗程要足。

5. 急性结膜炎

（1）发病原因。急性结膜炎是由细菌或病毒导致的传染性眼病。细菌、病毒存在于患者的眼泪、眼分泌物中，患者用过的毛巾、洗脸水、擦眼睛之后的手等，都可能带上细菌或病毒。健康人如果接触患者摸过的物品，再用手擦眼睛，则可被传染。

（2）主要症状。眼结膜充血，眼球变红，眼怕光、流泪、分泌物增多、疼痛，伴有低烧、咽痛。

（3）防治措施。日常注意卫生，不用手揉眼睛，不用衣襟擦眼，洗脸用流动水。患者生活用品专用，用过的毛巾、手帕等个人用品要每日用开水烫洗。患者不可用热毛巾敷眼，应用冷毛巾；勿包扎眼睛，否则会阻碍眼分泌物排出，导致细菌繁殖。滴眼药水前要先洗手，眼药水需专用，并按医嘱及时滴用。患者的接触者要观察 14 天以上。

幼儿常见寄生虫病

知识小测

一、单项选择题

#1. 皮疹呈向心性分布（即躯干多，面部、四肢较少，手掌、脚掌更少）的疾病是（　　　）。

A. 麻疹　　　　　　　　　B. 水痘

C. 手足口病　　　　　　　D. 猩红热

第五章知识导图

#2. 幼儿园预防蛔虫病的措施是（　　　）。

A. 经常到野外玩　　　　　B. 经常洗澡

C. 对幼儿进行教育　　　　D. 搞好环境卫生

二、判断题

1. 国民经济的日益提高，一定会使传染病的发病率降低。（　　　）

2. 蛲虫病的传染方式有自身感染和异体感染两种。（　　　）

三、填空题

*1.传染病的预防主要应做到控制_____，切断_____，保护_____。

*2.猩红热发生后，患儿应尽快_____，室内开窗通风，对一切用具采用适当的方法消毒，对接触班的幼儿喂服_____药物，预防猩红热。

实训活动：幼儿疾病知识调查与科普

📝 活动目的

通过模拟制作调查问卷及科普便签，进一步熟悉幼儿身体疾病及其防治的相关知识。

🕐 活动准备

A4 纸、便签纸、笔。

第五章
学海拾贝链接

第五章
知识小测参考
答案

✅ 活动过程

1.以小组为单位，制作幼儿身体疾病及其防治调查问卷，试题为 10 道单项选择题，并制作试题相关的科普资料卡片。

2.将调查问卷依次发给其他小组作答，之后收回。

3.统计其他小组调查问卷的作答情况，并针对其中回答错误的试题，提供相关的科普便签，供对应小组学习讨论用。

4.将本组试题和科普便签拍照共享至班级群，使大家进一步巩固所学。

第六章
幼儿安全防护

☩ 本章导入

　　意外伤害是指突然发生的各种事件对人体所造成的损伤，它是一种突发事件，也是人类生活中对生命安全和健康有严重威胁的一类特殊伤病。我国儿童常见的意外伤害有跌伤、烧烫伤、中毒、异物入体及窒息、溺水、诱拐、交通事故等。《中国儿童发展纲要（2021—2030年）》指出，要减少儿童伤害所致死亡和残疾，儿童伤害死亡率以2020年数据为基数下降20%。

　　幼儿安全意识薄弱，对安全风险识别不准确，意外伤害时有发生，而且意外伤害往往会引发身心疾病。幼儿的安全关系到千家万户的幸福，关系到祖国的未来。因此对于幼儿的卫生与保健，也需要从意外伤害的角度采取应对措施。成人要做好幼儿的安全教育工作，正确运用防护方法，确保幼儿的安全。

☩ 知识目标

1. 知道幼儿常见意外伤害的主要类型及特点。
2. 明确幼儿意外伤害现场救护的基本要求。
3. 熟悉幼儿常见意外伤害的防治措施。
4. 熟悉幼儿意外伤害的急救技术。

☩ 能力目标

1. 能结合主要症状对幼儿意外伤害做出初步判断。
2. 能对幼儿意外伤害进行初步处理。

☩ 素质目标

1. 通过学习幼儿意外伤害的类型、特点及现场救护的一般要求，加强对幼儿的安全看护，树立安全为重的观念。
2. 通过学习幼儿常见意外伤害防治及急救技术，提升专业能力，培养职业精神。

第一节　幼儿意外伤害概述

问题情境

　　幼儿园蔡老师经常通过班级微信群提醒幼儿家长假期要特别注意："重视对幼儿的防溺水安全宣传教育，远离危险水域，尽量避免到河边、湖边、水渠边等地方戏水、玩耍，以防意外发生。注意交通安全，遵守交通规则。注意幼儿饮食卫生，防止食物中毒。"蔡老师为什么要经常提醒家长这些注意事项？

一、幼儿意外伤害的主要类型

1. 跌伤

　　跌伤指人由于重力作用突然跌倒或坠落，撞在同一或较低水平面而导致的伤害。幼儿在学会爬行或行走后最容易发生跌伤。幼儿好奇、爱动，喜欢追逐打闹，冒险爬高，缺乏安全自控能力，容易在玩耍中滑跌、坠落。随着高层楼房增多，幼儿坠落事故有增多趋势。幼儿跌落往往由成人照看不周、失手或缺少防护导致。改变危险环境可以大幅度减少跌落的发生。

2. 烧烫伤

　　幼儿易发生烧烫伤事故，以被热液（沸水、热粥、热油、蒸汽等）烫伤多见，火焰烧伤次之，少数为化学烧伤（如酸、碱等）或电灼伤。多数烫伤病例发生于尚未形成明确的安全概念的5岁以下幼儿，尤其集中于2～3岁幼儿。热液烫源主要是开水、热油、蒸汽，大部分烫伤事故由幼儿自取开水或打翻开水瓶导致；放置在不安全处的热油、热汤、热粥，幼儿因对其好奇掀翻或误玩也可致伤；洗澡时先倒热水未待加配凉水，幼儿已跨入浴盆可导致烫伤。烧伤主要是火灾引起的，由于火源缺乏防护，幼儿误靠误踩、玩火也可能引发烧伤。电器缺乏有效保护措施可导致接触性烧伤。

3. 中毒

　　中毒是指因意外原因吸入或摄入毒物，导致暂时性或永久性损害甚至危及生命的过程。误食食物或误服药物发生的中毒，在幼儿中较为多见。可引起中毒的物质包括潜在的有毒物质和毒物，常见的有药品、洗涤剂、煤油、汽油、杀虫剂、灭鼠剂、含有毒物质的植物根茎和果实等。幼儿爱吃零食又无辨别能力，易被各种物品吸引而吞服，如吃霉变甘蔗、误食野生有毒蘑菇，或用有机磷农药空瓶装水解渴等，都会发生中毒事件。

除食物中毒外，以下情况也会导致幼儿中毒：机动车辆排放高含铅尾气；工厂排放污水、废气和其他有害气体；过量补充微量元素如锌、硒、碘等；对一些"口服液"，不恰当服用，这也是容易被人们忽视的潜在性毒源；因为成人粗心大意拿错药，药品、毒物保管不当，或饮食不卫生；因缺乏卫生知识，未经医生指导而用药。一氧化碳中毒冬夏均可见。

4. 异物入体与窒息

吸入异物的高危人群年龄为 0～4 岁，异物的种类繁多，以植物性异物占多数，如花生米、瓜子等，其他如果冻、玩具零件、铁钉、图钉。

窒息是我国 4 岁以下幼儿死亡的另一重要原因。家长翻身压住孩子、被子盖住孩子面部造成窒息，也是不容忽视的。吸入或咽下食物不当，引发呼吸道梗阻，多见于 1～2 岁的幼儿。由于塌方、坠落土块和其他物质对呼吸造成威胁，导致窒息。还有的因胃内容物反流进入气道而导致窒息。

5. 溺水

溺水多为幼儿在水边玩耍时不慎落水，或在水中游泳、洗浴时看护不周而导致。溺水死亡在湖泊水网密集的农村较为常见，夏季为高峰。泳池、澡池和缺盖下水道是城市幼儿发生溺水意外的主要场地。

6. 诱拐

在日常生活中，幼儿经常会遇到一些陌生人和一些不可预测事件。所以家长要经常告诉幼儿，开门前要询问敲门人的情况，告诉幼儿要有警惕心。这些安全教育会使幼儿终身受益。

7. 交通事故

幼儿交通事故的发生与乘车安全措施及步行过马路有关。车祸是意外伤害致死的首位原因。因此，应加强交通安全教育和交通控制措施。

二、幼儿意外伤害的特点

1. 性别上男童高于女童

大量统计分析和研究表明，男童意外伤害发生率明显高于女童。在学前儿童非致命性伤害方面，男童也高于女童。原因在于男童生性更顽皮好动、精力旺盛、活动频率高，喜好危险性和刺激性的游戏和玩具，接触危险性因素的机会多于女童，更易发生意外伤害。所以家长和老师应对此引起足够的重视，加强对男童意外伤害的预防工作。

2. 类型上跌落相对较多

跌落损伤是发生较多的类型，明显高于切割伤、脱臼等其他损伤。活泼好动、充满好奇心是幼儿的特点，这容易使他们在活动中忽视周围的环境因素，在追逐奔跑、嬉笑玩闹时，稍不留意，极易摔倒、碰伤，甚至骨折。因此，成人要始终保持安全意识，发现危险苗头，及时加以处理。

3. 季节上春季相对较多

春季是比较适合幼儿活动、加强锻炼的季节。随着幼儿活动量增大，汗液的刺激导致其自控性、动作准确性降低，加之幼儿冲动易怒，发生意外伤害的可能性大大超过其他季节。

4. 时间上幼儿疲劳时相对较多

幼儿上课或室内游戏后，思想状态由紧张转为放松，身体也从兴奋期进入疲劳期，体力和自控能力明显下降，成人对幼儿的安全监护会有所松懈，这一时间段是意外伤害发生的高峰期，成人应加强防范意识和相关措施。

5. 地点上以户外玩具场所相对较多

大型玩具的造型新颖、色彩鲜艳、玩法有趣，幼儿在活动时往往极其兴奋，极易发生意外伤害，故大型玩具场所发生意外伤害的概率明显高于其他场所。这就要求成人仔细观察大型玩具的结构特点，活动前，对幼儿反复强调玩法和注意事项，活动中做到放手不放眼，放眼不放心。同时，成人特别要关注幼儿的疲劳程度，及时发现幼儿的体态表现，并且提醒幼儿进行休息或者缓和情绪，从而减少意外伤害的发生。

三、幼儿意外伤害现场救护的要求

1. 突发事件应急响应的步骤

应急响应由突发事件通告、突发事件评估、应急启动、应急处理和后期处置五个步骤组成。它规定了托幼机构突发事件发生后应采取的工作流程和相应工作内容，目的是保证应急响应能够被有组织地执行，从而最大限度地保证应急响应的有效性。其中，突发事件通告要求做到快速有效，最大限度地保证各方的知情权，避免造成恐慌和事态扩大；突发事件评估是对突发事件进行分类和定级，以便启动相应应急预案；应急启动是突发事件发生后，为及时、有效地进行处置，控制事态进一步恶化，启动相应的应急预案；应急处理是在应急启动后，按照事先制订的应急预案进行应对；后期处置主要是对事件的善后和反思总结，从而进一步完善托幼机构应急响应机制。在托幼机构应急处理过程中，我们需要充分发挥保教人员的作用，同时还应充分发挥保健医生的作用，及时对在园幼儿进行救护，必要时还应快速地让医疗机构介入相关救护。

2. 现场救助的原则

（1）抢救生命。呼吸和心跳是维系生命的基本保证。任何原因导致的呼吸、心跳完全停止 4 分钟以上，就可造成死亡或濒临死亡，若超过 10 分钟就很难存活了。因此，发生意外伤害事故后，首先要关注受伤幼儿的呼吸、心跳是否正常。生命垂危时幼儿的脉搏将由规则节律的跳动而变得细而慢或节律不齐。一旦幼儿呼吸、心跳出现严重障碍，无论现场情况如何，必须立即采取人工呼吸和心脏按压相结合的急救措施，抓紧最初的几分钟时间，帮助维系被动呼吸、心跳，同时联系急救中心，为后续抢救赢得时间。

（2）防止伤残。意外发生后，在抢救时要尽量预防和避免二次伤害，也要尽量防止伤儿日后留下残疾。如果幼儿严重摔伤，有可能造成脊椎骨折时，不能用担架、帆布抬送，也不能背或抱，要用硬板固定后转运，否则会伤害脊髓，造成终身残疾；其他部位的骨折，也要注意固定并减少伤处的体位移动，防止韧带和血管再损伤。

（3）减少痛苦。意外事故造成的伤害，常常会给幼儿身心带来极大的痛苦，因而在现场救助、处理时动作要轻柔，语言要温和。不要只顾着抢救，其他的都不管不顾，这样会适得其反，达不到救助效果。

3. 意外伤害急救的一般程序

意外伤害的急救处理程序一般为：初步判断伤情→现场紧急施救。

幼儿发生意外伤害事故后如能迅速判断伤情轻重，则有利于采取相应的急救措施，对挽救生命或减轻伤害意义重大。判断伤情可采用如下方法。

（1）依据发生意外的原因进行判断。例如，溺水、触电、气管异物、车祸等严重伤害事故，必须争分夺秒地进行有效急救。有些伤害事故如烧伤、骨折等虽然不会顷刻致命，但如果处理不当，也会造成严重伤害。

（2）依据伤者的情况来判断。当人体突然受到外界强大刺激或伤情发展恶化至最后阶段时，重要的生命机能会出现紊乱、衰竭，新陈代谢水平降到最低，呼吸、心跳、瞳孔等都会发生改变。垂危的伤者呼吸会由正常节律变得不规则，时快时慢、时深时浅，呼气不均匀；脉搏也由规律的跳动变为细快而弱，或节律不齐；眼睛会变得无神，瞳孔也不会随着光线的增强而迅速缩小，最后瞳孔会逐渐散大，对光线完全失去反应能力。

若伤情严重，则须立即进行现场急救，同时拨打急救电话，送医院，通知伤者家属。若伤情不严重，托幼机构也要通知保健医生处理，并通知家长。

知识小测

一、单项选择题

*1. 一般来说，户外活动是幼儿意外伤害的高发时间段，户外活动场地是幼儿伤害的高发（　　　）。

A. 空间　　　　　B. 时间　　　　　C. 频率　　　　　D. 地点

*2.（　　　）的变化是判断病情轻重的一个重要指标。

A. 脉搏　　　　　B. 语速　　　　　C. 视力　　　　　D. 走路快慢

二、判断题

1. 中毒是指因意外原因吸入或摄入毒物，导致永久性损害甚至危及生命的过程。　　　　　　　　　　　　　　　　　　　　　　　　　（　　　）

2. 意外伤害的急救处理程序一般为：初步判断伤情→现场紧急施救。

（　　　）

三、填空题

*1. 急救的原则是_____、_____、_____。

*2. 生命垂危幼儿的脉搏将由规则节律的跳动而变得_____或_____。

第二节　幼儿常见意外伤害防治

问题情境

　　6岁的小雅在吃花生，2岁的妹妹看见后伸手向她要，小雅随即给了妹妹一颗带皮花生，妹妹刚要往嘴里塞，妈妈看见了赶紧拽住了妹妹的手。3岁的幼儿小雨自己拿桌上的保温杯倒水，因为保温杯盖子未拧紧，小雨被从盖子缝隙中流出的开水烫了手，小雨大哭起来……幼儿常见意外伤害具体类型很多，日常如何预防？

一、外伤

1. 扭伤

（1）判断伤情。一般出现明显疼痛与触痛，且随着患部活动，疼痛增强。受损的关节肿胀、限制活动，出现肌肉痉挛。如果涉及腿，就会出现跛行，几天后还会出现青肿等症状。对于表述不清的幼儿，可观察其走路是否一瘸一拐，或者让其在床上踢腿，看是否正常；轻压幼儿的腿、脚踝，看其是否感到疼痛。

（2）处理措施。冷敷、施压以减轻肿胀，避免患处活动。在伤后 48 小时内，不可对患处做热敷。若手足扭伤，初期应将患处垫高。一般 1 ~ 2 天后可在患处进行按摩，促进血液循环，肿胀消退。一般 12 天后，肿胀与疼痛开始减轻，患肢可做些轻微活动。当患儿疼痛加重时，应及时就医。

2. 跌伤

（1）预防措施。避免让幼儿独自爬楼梯、台阶或睡在没有护栏的床上。应反复检查活动区域有无障碍物、地面是否平整等，最好能在经常活动的区域铺上柔软的地毯。幼儿在椅子、台阶等地方活动时，成人要做好看护。在给幼儿换尿布或衣服时，接抱或者抱着幼儿上下楼梯时需注意安全。

（2）跌伤后的处理。跌伤发生后，先根据坠落高度及落地部位判断伤情，并迅速查看幼儿有无外伤、红肿、淤血、流血，检查其意识程度、肢体活动度等，并根据受伤部位与情况进行处理。

如嘴唇受伤，若伤得不严重，首先要检查牙齿是否松动、移位或断裂；其次要检查嘴唇周围的皮肤，并采用按压或将冰块放在伤处的方法，减少肿胀，若有出血应压住幼儿的伤口使流血停止。若受伤严重，则要及时带幼儿就医。

如四肢受伤，则应洗净双手，将伤口周围清洗干净，用酒精或双氧水消毒，之后用药棉、纱布把伤口周围擦干，再用干净的纱布包扎或用创可贴包裹，注意不要包得太紧，以让伤口透气。如伤口处有玻璃碴、金属屑等异物，则不要触碰、压迫或拔出异物，可将两侧创缘挤拢，用消毒纱布、绷带包扎后，立即去医院。

如头部受伤，则不要摇或大力抱幼儿，一定要冷静，判断有无脑外伤出血，头颅有无骨折，有无呕吐、疼痛、抽搐等表现，如有则需立即送医院，如无则可予以观察，一旦有上述症状则立即送往医院。

如幼儿出现肢体活动障碍，则可用硬板将患肢固定并送往医院。

3. 皮肤外伤

（1）皮肤外伤的种类：①皮肤擦伤。在奔跑、跳跃，或与同伴嬉闹时，不慎跌倒而蹭破皮肤，夏季较常见。②皮肤划伤。在用剪刀、小刀等文具或触摸纸边、草叶和玻璃碎片时划伤。③扎刺伤。竹刺、木刺扎入皮肤后会形成扎刺伤。④挤伤。手指、脚趾被抽屉、门等挤伤后，可造成指甲脱落、皮肤出现瘀青或出血。

（2）皮肤擦伤的处理要点：①检查伤口深浅。若伤口无出血，仅蹭破皮肤表皮，只需将伤口处的泥沙清理去除，再用碘伏或络合碘由伤口中心向外围消毒即可。②如果伤口较深，有少量出血，则应用生理盐水清洁伤口，并用碘伏给伤口消毒，处理后无须包扎。③若伤势严重，应送医院治疗。

（3）皮肤划伤的处理要点：①用无菌纱布按压伤口止血。②在伤口周围用碘伏由里向外消毒。③视伤口大小、深浅决定是否用无菌纱布包扎。

（4）皮肤扎刺伤的处理要点：①先将伤口用净水或生理盐水清洗干净。②用消过毒的针或镊子顺着刺的方向把刺全部挑、拔出来，不要有残留并挤出淤血。③用酒精消毒伤口。④被玻璃器具扎伤的，应先用消过毒的镊子清除碎片再清理伤口，消毒后进行包扎。⑤如果刺扎在指甲或难以拔出的位置，应送医院处理。

（5）挤伤的处理要点。若无破损，可用冷敷的方法，起到止血和减轻痛苦的作用，不需消毒；疼痛难忍时，可将受伤手指高举过心脏，缓解痛苦；若有出血，应消毒、包扎、冷敷；若指甲掀开或脱落，立即去医院治疗。

4. 局部淤血

当幼儿擦伤、挤伤但局部皮肤无破损时，其皮肤可能出现少量、缓慢的内在血液淤滞，看上去呈青紫色，即局部淤血。

出现局部淤血的处理要点如下：局部按压或给以冷敷，切忌反复揉搓包块。如果出血，应在伤口处敷上无菌纱布，冷敷的同时止血。严重淤血可能连带内伤，应让幼儿安静、卧床休息。若头皮血肿面积较大应立即送医，要用湿毛巾或布包裹冰块冷敷于淤血处。若头部摔伤要进行24小时观察，如眼、耳或鼻出血，应及时送医。注意：部分腔内脏器如发生淤血，无法通过颜色判断是否出血。

5. 局部出血

本处所讲局部出血为局部组织外出血。如果是表浅的划伤或擦伤，可用碘伏消毒，再贴上创可贴或扎上纱布或绷带，促使血液在伤口处凝固。如果出血较多或伤口较深，可用无菌绷带或干净的布牢牢地压迫伤口。伤口在腿上或手上，要抬起受伤肢体，使伤口高于心脏。如果出血不止，应采取压迫供应出血区域组织动脉的方法来止血。一旦血止住，进行常规消毒、清洗伤口，以防感染，然后用无菌绷带包扎伤口，并及时送往医院。

二、烧烫伤

1. 烧烫伤的预防措施

（1）预防热液烫伤。妥善放置易引起烧伤的物品，如热水瓶、热汤、热菜；洗澡时先放冷水再加热水；禁止将幼儿单独留在家中；避免幼儿单独进厨房，炒菜时幼儿不能靠近；使用热水袋时水温不可过高，并用布包裹。

（2）预防火焰烧伤。向幼儿讲明玩火的危险性；禁止幼儿玩火柴、打火机等，尤其是在有易燃物的地方；对燃放烟花爆竹的地方，要尽量远离。

（3）预防电烧伤。对室内插座、开关采取防范措施，电源插座加盖，电器有漏电保护装置；加强用电安全教育；禁止用手触摸电插座及电线。

2. 烧烫伤后的处理措施

（1）烫伤不严重，即烫伤表皮发红但并未起泡的Ⅰ度烫伤，一般可在家中先做处理。及早用干净的冷水浸泡，水温越低效果越好，但不能低于零下6℃。如果衣服与皮肤粘连，应用剪刀剪开衣服。一般用冷水持续浸泡半小时以上，然后涂上紫草油或烫伤药膏，让创面尽可能暴露，保持干燥。如果疼痛加剧、发烧、流脓，说明伤口感染，应尽快送医。如烫伤部位出现红肿、水疱，要用干净衣物覆盖好创面，不要弄破水疱，立即赶往医院治疗。

（2）严重烫伤，特别是头部、颈部烫伤，会引起幼儿休克，应尽快送医。

（3）衣裤着火后，应立即脱去（如衣裤已贴在身上，切不可强行剥离），或用大衣、棉被、水等扑灭，切不可抱着幼儿奔跑、呼喊，以免引起幼儿头部、呼吸道及双手烧伤。灭火后，保护好创面，迅速到医院就诊。

（4）幼儿触电时，应立即关闭电源，或用干燥的竹竿、木棒等非导电物体将电线从幼儿的身上挑去。脱离电源的幼儿如果心跳、呼吸停止，应立即进行胸外心脏按压和人工呼吸，同时拨打120。电流的振荡作用会引起器官严重损伤，所以即使现场急救成功，仍然必须及时送医院检查和治疗。

三、中毒

1. 中毒的预防措施

（1）避免用饮料瓶装农药、洗涤剂等，有毒物品应妥善保管，避免幼儿触及。

（2）注意煤气的使用，洗澡间不能安装热水器，要注意通风。

（3）铅中毒的预防要点如下：减少乘车次数和时间，户外活动尽量到空气好的地方。室内使用环保涂料。家人从事蓄电池制造、金属冶炼、印刷、造船、机械制造、石油化工等职业的，下班后应立即洗头洗澡，严禁将工作服穿回家，将污染带回家。购买安全性高的幼儿玩具和学习用品。成人不吸烟或避开幼儿吸烟，避免幼儿长期处于被动吸烟的状态。

2. 中毒后的处理措施

（1）催吐。如果幼儿误食时间较短（如 1～2 小时内），可在幼儿神志清醒且愿意配合的情况下先做初步处理，即用手指刺激咽部，使毒物被呕吐出来。注意：误服强酸、强碱不可催吐，误喝碘酒应立即喝米汤等流食。

（2）导泻。如果幼儿中毒时间较长，但幼儿精神较好，可服用一些泻药，但需根据医嘱或多喝温开水，使有毒物质快速排出。

（3）若幼儿神志不清或不愿配合则应立即就医，且要带上中毒物品及其说明书等，并要估算服用量，以便针对治疗，也可保留呕吐或排泄样本，以便医院确认。

四、异物入体与窒息

1. 呼吸道异物

（1）主要症状。

异物进入期：幼儿于进食中突然发生呛咳、剧烈的阵咳及哽气，通常会同时出现呼吸困难、脸色发紫等迹象。

安静期：若异物较小、刺激性不大，或异物经气管进入支气管内，咳嗽和憋气的症状轻微，甚至消失，出现无症状期，使诊断易于疏忽。

刺激或炎症期：植物类气管异物，对气管黏膜有明显的刺激作用。豆类气管异物，吸水后膨胀，易发生气道阻塞。异物在气道内存留越久，反应就越重。初期为刺激性咳嗽，继而因气管内分泌物增多，气管黏膜肿胀，而出现持续性咳嗽等。

并发症期：异物可嵌顿在一侧支气管内，后会被肉芽或纤维组织包裹，造成支气管阻塞，易引起继发感染。长久后，会有咳痰带血等症状，从而引起呼吸困难。

（2）预防措施。成人应照顾好幼儿。幼儿床上无杂物，冬天不给幼儿加盖过厚的棉被。避免3岁以下幼儿进食瓜子、花生等食物，3岁以上要看护进食。幼儿进食时切勿惊吓、逗乐、责骂，以免因大笑或哭等将食物吸入气管。不给幼儿玩锐利的玩具，将小纽扣类零碎杂物置于安全处。

（3）处理措施。初步确定异物种类、大小以及时间等，同时观察其是否有呼吸、咳嗽、说话以及气体交换是否充足等，以估计呼吸道是否阻塞。如幼儿尚能发音、说话、呼吸或咳嗽，说明仅为呼吸道部分阻塞，此时应尽量鼓励幼儿尽力呼吸和自行咳嗽，部分可咳出异物。咽部异物以鱼刺、瓜子壳等较多见，让幼儿张大嘴，用手电筒照射，然后用镊子取出，切不可让其咽下，以防异物扎深。若不能轻易取出，则要立即就医。如异物进入气管，有剧烈刺激性呛咳、呕吐、面色青紫、呼吸困难等症状，要进行急救，可尝试拍背法或腹部推压法。如难以处理，要同时迅速拨打120。

2. 窒息

（1）主要症状。窒息就是呼吸困难，甚至呼吸停止。婴儿窒息时若不哭、不咳嗽、不呼吸，脸色会短时间内呈红色或青紫色。

（2）预防措施。3岁以下的幼儿尽量避免食用花生、杏仁等易引起堵塞的食物。进餐细嚼慢咽，采取坐位或立位进食，不躺着进食，嘴里含着东西时不要嬉笑打闹，睡觉时嘴里避免含东西。注意幼儿睡姿，使其仰卧睡，不要趴睡，避免使用较松软的枕头或垫子。不要让幼儿把保鲜膜、塑料袋盖在脸上或脖子上，硬币、纽扣、药物等要放到幼儿不能触及的地方。

（3）处理措施。若是呛奶、吞食异物而窒息，要迅速拨打120。在等待救护车的同时，需要立刻采用拍背法和腹部推压法进行急救。将幼儿平放在地上，判断有无呼吸心跳，若没有心跳，需立刻进行心肺复苏。

3. 眼睛异物

（1）主要症状。户外灰沙、小虫等异物飞入幼儿眼中，可粘在结膜表面，从而进入结膜囊内，也会嵌在角膜上，使幼儿感到不适，大多幼儿会用手揉眼，大龄幼儿会诉说。

（2）处理措施。让幼儿轻轻闭上眼睛，让其自行流泪，切不可揉搓眼睛，以免损伤角膜。清洁双手后用拇指和食指轻轻捏住幼儿的上眼皮，向前提起，向眼内轻吹，刺激眼睛流泪，将异物冲出。如果异物粘在眼结膜表面，可用干净柔软的手绢或湿棉签，轻轻将其拭去；也可用清洁的水冲洗，至磨痛感消失。若异物嵌入结膜囊内，则需要翻开眼皮方能拭去。翻上眼皮的方法为：让幼儿向下看，用拇指和食指捏住幼儿的眼皮，轻轻向上翻即可。若运用以上各法仍未取出异物，幼儿仍感极度不适，则有可能是角膜异物，应立即去医院治疗。

4. 外耳道异物

（1）主要原因及症状。外耳道异物一般分为两种，一种是非生物性异物，如小纽扣、豆子；另一种是生物性异物，如小昆虫。外耳道异物可引起耳鸣、耳痛及听力障碍，发现后应及时取出。

（2）处理措施。若异物为非生物性异物或水，可做倾斜头、单腿蹲跳动作，将异物排出。也可用镊子夹，但要注意避免损伤幼儿外耳道及鼓膜。若无效，应送医院处理，切不可用小棍捅。若外耳道异物为小昆虫等生物性异物，可用强光接近幼儿的外耳道，利用小昆虫等的趋光性，诱其爬出。若不见效，应立即送往医院。若外耳道异物为植物性异物，切忌用水冲洗，避免将异物泡胀，增加取出难度，要及时送医院处理。

5. 鼻腔异物

（1）主要原因。幼儿出于好奇，常把豆子、小珠子、纽扣等小物品塞入鼻中，这不仅会影响呼吸，还会引起鼻腔炎症。

（2）处理措施。发现鼻腔异物时切勿慌张，避免幼儿惊慌哭闹将异物吸入下呼吸道。如果幼儿会自主擤鼻，可让其深吸一口气，用手堵住无异物的一侧鼻子，使其低头擤鼻，异物一般可随气流排出。不会自主擤鼻的此法要慎用。若异物未取出，切不可擅自用镊子夹取圆形异物，否则会将异物捅向鼻子深处，甚至落入气管危及生命，要马上送医院就诊。

五、溺水

1. 溺水的预防措施

（1）避免幼儿单独在水缸、水桶、河边，或者单独在游泳池内玩耍。

（2）给幼儿洗澡、洗脸时切勿因取毛巾等用品而使幼儿独处。

2. 溺水的处理措施

在专业人员到来之前应立即进行现场急救。具体方法如下：

（1）救溺水幼儿上岸时，用背部将其头部托起，使其面部露出水面，后将其拖上岸。

（2）以最快的速度清除溺水幼儿口鼻中的泥沙和分泌物，头低脚高卧位，头部下方应悬空，使呼吸道的水流出。倾水时间不宜过长，以免延误心肺复苏。

（3）如果溺水幼儿没有呼吸，即使只有微弱的脉搏也要马上做人工呼吸或胸外心脏按压。如果溺水幼儿牙关紧咬，可采取口对鼻的方法进行人工呼吸。如果溺水幼儿心跳停止，在做人工呼吸的同时还应进行胸外按压。

六、叮咬伤

1.蚊虫叮咬的处理措施

（1）一般蚊子咬伤，可用风油精、绿药膏、清凉油等涂于患处。

（2）被蜜蜂或毛虫刺伤，可用橡皮胶布粘贴法，拔除蜂刺或毛虫刺，因其毒液呈酸性，可用弱碱性溶液（3% 氨水、肥皂水、5% 苏打水或食盐水）洗涤伤口。

（3）被马蜂（黄蜂）蜇伤，应粘出小刺，在伤处涂食醋或醋酸，以中和碱性毒液。

2.动物咬伤的处理措施

幼儿动物咬伤中，狗咬伤较多见。在日常生活中要避免幼儿离宠物过近，如家里有宠物需按时进行预防接种。幼儿一旦被狗等宠物抓伤，就要紧急处理伤口。处理要点如下。

（1）及早冲洗伤口。使用大量肥皂水反复冲洗伤口，冲洗时尽量挤压周围软组织，设法将沾在伤口上的动物唾液和血液冲洗干净。如果伤口较深，则要深入内部进行灌洗（如用注射器注水冲洗），尽量减少病毒的侵入。

（2）尽量让伤口暴露。除了就地、立即、彻底冲洗伤口，不要对伤口进行其他处理，不要包扎伤口或在伤口上涂药，避免病毒残留繁殖，除非出血不止或影响功能恢复。

（3）及时就医。狂犬病一旦发病，治愈率极低，且狂犬病有较长的潜伏期，往往不是被咬之后立即发病，所以要及时去医院治疗，注射疫苗。

知识小测

一、单项选择题

*1.在扎伤的处理中，需要用消过毒的（　　　）顺着刺的方向把刺全部挑、拔出来，不要有残留。

A.牙签　　　　　B.镊子　　　　　C.针或镊子　　　　D.牙签或镊子

*2.一旦异物进入眼内，可让幼儿轻闭上眼睛，切不可以搓揉眼睛，以免损伤（　　　）。

A.眉毛　　　　　B 睫毛　　　　　C.眼皮　　　　　D.角膜

二、判断题

1.成人要注意妥善放置有毒物品，避免幼儿触及而中毒。　　　（　　　）

2.被狗咬伤后，要马上冲洗伤口，并进行包扎。　　　（　　　）

三、填空题

*1.幼儿气管呛入异物会表现出＿＿＿＿＿＿、＿＿＿＿＿＿、脸色发紫等迹象。

*2.幼儿触电处理程序的正确顺序是（对字母排序）＿＿＿＿＿。

A.立即送往最近的医院抢救

B.切断和脱离电源

C.按压心脏和进行人工呼吸

第三节　幼儿意外伤害的急救技术

■ 问题情境

"中国心肺复苏周"倡议心肺复苏培训需全民普及，提议将每年6月1日至7日设为"中国心肺复苏周"，希望通过心肺复苏周的设立，培养民众急救意识，培训更多"第一目击人"，提高院外心脏骤停存活率，吸引更多社会资源投入，改善我国心源性猝死现状。幼儿意外伤害防不胜防，主要有哪些急救技术呢？

一、人工呼吸

1.人工呼吸的原理

人工呼吸就是用人工的方法，使伤者的胸廓有节律地扩张和缩小，以维持肺的通气功能。常用的简便且行之有效的人工呼吸法是口对口吹气法，若伤者牙关紧闭，也可对着鼻孔吹气，方法和口对口吹气法相同，如图6-1所示。

2. 口对口吹气的操作要领

（1）使伤者取仰卧位，清除其口腔中的异物、血块、淤泥、黏液、呕吐物等。

（2）将伤者颈部垫高，使其头部后仰，舌根抬起，保持呼吸道通畅。

（3）救助者一只手捏住伤者鼻孔，另一只手托起其下颌，使伤者的头尽量向后仰，嘴紧贴伤者的嘴，向里吹气。吹完一口气，嘴离开，放开伤者鼻孔，轻压其胸部，帮助呼气。

（4）3～4秒间隔一次（一吹一压算一次），直至伤者自主呼吸恢复为止。

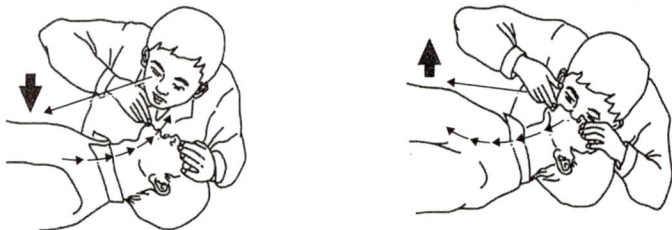

图6-1　人工呼吸的方法

◎育婴专栏

对于婴儿，在人工呼吸时，用嘴衔住婴儿的口鼻，往里吹气，吹完一口气，轻压其胸部，帮助呼气。这样有节奏地进行，2～3秒间隔一次。婴儿肺部娇嫩，胸壁较薄，吹气时不可太用力。见到其胸部隆起，就把嘴松开。这样有节奏地进行，直至婴儿恢复自主呼吸为止。

二、胸外心脏按压

各种原因引起的心搏骤停，都须立即抢救，常用胸外心脏按压的方法。

1. 胸外心脏按压的原理

胸外心脏按压时，通过外力挤压给停止搏动的心脏施加压力，促使心脏排出血液，输送到全身组织器官，压力解除后，心脏舒张，使心室又充满血液，如此循环往复达到心脏复苏的目的。

2. 胸外心脏按压的操作要领

（1）就地取材，让伤者面朝上躺在硬地板或平整的地面上。

（2）用单手手掌根部按压幼儿胸骨中下段（见图6-2），适度、有节奏、带冲击性地垂直向下用力，使胸骨下陷，深度为 2.5 ~ 4 厘米，按压频率为 80 ~ 100 次 / 分。注意按压力度不能太大，挤压面积不可过大，以免伤及肋骨，造成肋骨骨折，刺伤肺脏，加重病情。

（3）如果伤者同时伴有呼吸、心跳停止，需要同时进行心肺复苏。通常吹一口气，按压 4 ~ 5 次。

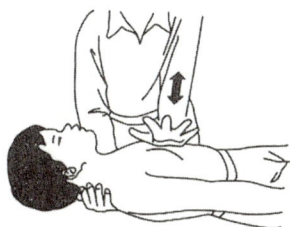

图 6-2　幼儿心脏按压

◎育婴专栏

　　婴儿胸外按压的部位在胸骨中部，两乳头之间的连线上。右手托其背，左手的食指和中指指头，有节奏地冲击下压，使胸骨下陷 2 厘米左右，频率为 100 次 / 分。如此不断进行，直至婴儿自主呼吸恢复。

三、快速止血

不少意外事故的伤害可引起不同程度的出血。不同类型及处理方法如下。

1. 出血的类型

（1）皮下出血。皮下出血多发生在跌倒、受挤压、受挫伤时，皮肤没有破损，只是皮下软组织形成血肿、瘀斑。一般外涂活血化瘀的药即可痊愈。

（2）外出血。外出血是指皮肤损伤，血液从伤口中流出的现象。外出血又可分为毛细管出血、静脉出血和动脉出血三种类型。毛细血管出血时，血液像水珠样渗出，多能自动凝固止血；静脉出血时，血液慢慢流出，血色暗红；动脉出血时，血色鲜红，似泉涌，有搏动性，会在短时间内造成大量失血，危险性非常大，应立即止血。

（3）内出血。内出血是指深部组织或内脏损伤所引起的出血，表现为体内血管破裂，体表无伤口，看不到血液外流。通常在幼儿腹部受伤，肝脾破裂后发生。失血过多时，常常会脸色苍白、出冷汗、手脚发凉、呼吸急促、心慌气短、脉搏微弱。内出血对伤者威胁很大，应迅速送医院抢救。

2. 止血的方法

（1）加压包扎法。加压包扎法适用于静脉、毛细血管、小动脉损伤的出血。用数层消毒纱布、干净毛巾或布块等盖在创口上，再用三角巾或绷带扎紧，将受伤部位抬高。

（2）指压止血法。指压止血法适用于中等以上动脉损伤的出血。在出血部位的上端（即近心端），用手指将出血动脉压向骨骼而止血。此法较难持久，只能作为应急措施，须在短时间内改换成其他止血方法。

（3）止血带法。止血带法适用于四肢中等动脉损伤、一般止血方法无效的情况，常用的止血带为橡皮管。用止血带扎在伤口上方，阻止血液流出。使用止血带法的注意事项如下：捆扎前，应在上止血带的部位垫上毛巾，以免损伤皮肤；松紧度要适宜，以摸不到远端的脉搏为宜；每隔15～30分钟放松一次止血带；松解时，要用指压法暂时止血。

四、呼吸道异物堵塞

幼儿呼吸道异物堵塞一般分为两类，即完全堵塞和部分堵塞。完全堵塞非常危险，如不及时处理将导致幼儿窒息死亡。常用处理方法有以下几种。

1. 手指扣咽喉法

救助者将幼儿头后仰，强行使其口张开，用一只手的拇指和食指将幼儿的舌头拉出，另一手的食指沿颊内侧伸入口腔和咽部，迅速将异物抠出。此法适用于异物堵在咽喉附近。

2. 手掌击背法

将幼儿背对救助者，上半身倾斜，头向下；救助者一只手支托于幼儿胸部前，另一只手手掌连续猛击幼儿背部两肩胛间3～4次，促使伤儿咳嗽，将呼吸道异物排出（见图6-3）。该方法适用于异物进入气管堵塞呼吸道者。

3. 腹部推压法

让幼儿取站立位，从背侧用双手臂环抱其上腹部；一只手放在其腹部正中线脐上二横指处，另一只手紧握此手；用力压其腹部6～10次，使其上呼吸道异物吐出（见图6-4）。该方法适用于异物进入气管堵塞呼吸道者。如果年龄较小，可让幼儿平卧，面向上，两手的中指或食指放在其胸廓下和脐上腹部，快速向上重击压迫，但要刚中有柔。重复做，直至异物排出。

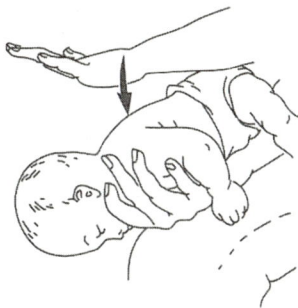

图 6-3 手掌击背法 　　　　　图 6-4 腹部推压法

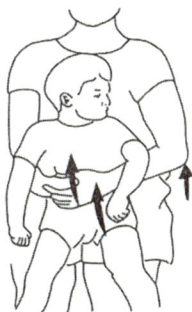

五、骨折后的固定与搬运

为防止在搬运过程中骨折断端损伤周围组织（如神经、血管、内脏等），必须固定受伤肢体再搬运。

1. 四肢骨折的固定和搬运

闭合性骨折固定可使用绷带和夹板，将骨折处上下关节固定起来。上肢应采取曲肘固定，下肢应采用直肢固定。绷带不宜绑得太紧。四肢固定时应露出伤肢的指尖和趾尖，以便观察血液循环，如指、趾出现苍白、发凉、麻木、青紫等现象，说明绑得太紧，应及时松开重新固定。紧急情况下也可用木板、竹片、硬纸壳等代替，应垫上毛巾、衣服等松软物品。下肢骨折也可将伤肢与健肢绑在一起固定，上肢骨折可固定在躯干。

开放性骨折应先止血，再将外露骨头用无菌纱布覆盖，再用夹板固定，之后及时搬送至医院。

2. 颈椎、脊椎骨折的固定和搬运

幼儿从高处摔下，若头、肩、臀着地，容易发生颈椎或脊椎损伤。如果怀疑伤者有颈椎或脊椎骨折，千万不能随便移动伤者，以防处理不当导致脊神经受伤。具体方法是：选用硬模板或门板、硬担架作为搬运和固定工具；3～4人托住伤者同时抬起，使伤者的身体保持平整，将伤者小心地平放在模板或担架上；用绷带或布绳将整个身体固定好，然后搬运到医院。如无法按照上述方法处理，也可让伤者不要动，打 120 等救护车到后施救。

知识小测

一、单项选择题

1. 指压止血法适用于（　　　　）的出血。

A. 静脉　　　　　　　　B. 毛细血管

第六章知识导图

C. 中等以上动脉损伤　　D. 四肢中等动脉损伤

2. 开放性骨折应先（　　　）。

A. 止血　　　　　　　　B. 用绷带和夹板固定骨折处

B. 绑好绷带　　　　　　D. 用无菌纱布披盖外露骨头

二、判断题

1. 若伤者牙关紧闭，则无法进行人工呼吸。　　　　　　　　（　　　）

2. 内出血对伤者威胁很大，应迅速送医院抢救。　　　　　　（　　　）

三、填空题

*1. 对溺水的幼儿进行胸外按压急救时，应先将手掌放在_____，适度、有节奏、_____地按压。

2. 异物进入气管堵塞呼吸道时，可采用_____和_____急救。

实训活动：制作幼儿意外伤害防治宣传折页

活动目的

通过制作幼儿意外伤害防治宣传折页，进一步熟悉幼儿意外伤害防治的相关知识。

活动准备

A4 纸、彩笔。

第六章
学海拾贝链接

第六章
知识小测参考
答案

活动过程

1. 以小组为单位，抽签选择幼儿常见意外伤害中的一类（跌伤、烧烫伤、中毒、异物入体与窒息、溺水、叮咬伤等），设计制作幼儿意外伤害防治宣传折页，内容需体现该类意外伤害发生的原因、预防措施与处理措施。

2. 将设计制作的宣传折页在小组间进行展示，以内容涉及全面、语言表达通顺、版式设计美观、版面字迹工整（电子制作的宣传折页评比，可去掉最后一项指标）为评比指标进行投票评选。

3. 总结本小组与其他小组的差异，进行反思总结。

第七章
托幼机构环境与保教活动卫生

⊕ **本章导入**

清朝末年，张之洞出任湖广总督，大力倡办新式教育，各类近代学堂如雨后春笋般纷纷建立。1903 年 9 月，湖北巡抚端方在这股兴学之风的影响下，在武昌阅马场创办了湖北第一所，也是全中国第一所幼儿园——湖北幼稚园。湖北幼稚园后改称为武昌蒙养院。清政府颁布的《奏定蒙养院章程及家庭教育法章程》，对蒙养院的教育宗旨、招生对象、设置范围和地点、科目、教学方法、人员、行政管理等都提出了具体要求，初步勾勒了社会专门教育机构的雏形。

托幼机构是幼儿离开家庭之后进入的主要活动场所，其卫生与保健工作影响着幼儿的身心发展。托幼机构需要避免或减少不利因素，保证幼儿所在环境的卫生和幼儿活动中的卫生，并对幼儿实施健康教育，这是托幼机构保教任务顺利完成的基础。

⊕ **知识目标**

1. 了解托幼机构的类型、保教工作及其良好环境创设的意义。
2. 理解托幼机构各项卫生保健制度。
3. 熟悉托幼机构建筑、常用设备、用品的卫生要求。
4. 熟悉幼儿一日生活各环节的卫生要求。
5. 了解托幼机构健康教育的目的、要求、内容和形式。

⊕ **能力目标**

1. 能对托幼机构的建筑、设备等卫生情况进行初步评价。
2. 能对托幼机构中幼儿的主要活动场所及物品进行正确消毒。

⊕ **素质目标**

1. 熟悉托幼机构卫生与保健工作相关政策，树立正确、科学的保教观。
2. 理解托幼机构卫生与保健工作的科学性及形式与方法的多样性。

第一节　托幼机构卫生保健工作认知

问题情境

　　通过观察可以发现，小区周围不仅有对 3 岁以下婴幼儿提供托育服务的机构，也有对 3 ~ 6 岁幼儿提供服务的机构。托幼机构需要按照相关政策要求做好卫生保健工作。那么这些机构的主要类型有哪些？其卫生保健的主要工作有哪些呢？

一、托幼机构概述

1. 托幼机构的类型

　　托育机构是为 3 岁以下婴幼儿及其家庭提供全日托、半日托、计时制等照护和教养服务的机构。现在社会上的托育机构较多，包括托儿所、亲子园、早教中心及提供托管和亲子综合服务的机构等多种类型，也为广义的托儿所。各类托育机构大力发展，相应的法律法规也逐步完善。但 1 岁以下婴儿的服务机构尚待发展。0 ~ 3 岁是婴幼儿一生中受环境影响较大的阶段，也是婴幼儿许多方面发展的关键期。这一时期的婴幼儿具有极强的可塑性，此阶段的教养不容忽视。

早教机构与幼儿园的区别

　　幼儿园是主要针对 3 ~ 6 岁的幼儿实施保育和教育的机构，实行保育与教育相结合的原则，以促进幼儿身心的和谐健康发展。《中国儿童发展纲要（2021—2030 年）》指出，"适龄儿童普遍接受有质量的学前教育，学前教育毛入园率达到并保持在 90% 以上"是"儿童与教育"方面的主要目标之一，"严格落实城镇小区配套幼儿园政策，鼓励国有企事业单位、街道、村集体举办公办幼儿园"是"逐步推进学前教育全面普及"的具体措施之一。幼儿园已成为基础教育的组成部分，是学校教育制度的基础阶段。

2. 托幼机构的规模

　　托幼机构的规模可分为大型、中型、小型三种，托育机构一般分别对应 8 ~ 10 个班级、4 ~ 7 个班级和 1 ~ 3 个班级；幼儿园一般分别对应 9 ~ 12 个班级、5 ~ 8 个班级和 1 ~ 4 个班级。在每班人数方面，托育机构一般为：乳儿班（6 ~ 12 个月）10 人以下，托小班（12 ~ 24 个月）15 人以下，托大班（24 ~ 36 个月）20 人以下。幼儿园一般为：小班（3 ~ 4 岁）20 ~ 25 人，中班（4～5岁）26～30人，大班（5～6岁）31～35人。

3. 托幼机构的保教工作

托幼机构的保教工作包括保育和教育两个方面。

《托育机构保育指导大纲（试行）》指出，"通过创设适宜环境，合理安排一日生活和活动，提供生活照料、安全看护、平衡膳食和早期学习机会，促进婴幼儿身体和心理的全面发展。"这为3岁以下幼儿的保育工作指明了方向。幼儿园的保育是指，为保护幼儿健康，增强幼儿体质，促进幼儿生长发育而进行的各种活动。既包含体育成分，又涉及营养、生活环境、预防疾病和安全事故、建立科学作息制度、保健卫生制度和体格锻炼等内容。

幼儿教育指的是根据幼儿身心发展的规律，创设丰富适宜的环境，有组织、有计划地开展各类教育活动，以促进幼儿身心各方面发展的教育。《中国儿童发展纲要（2021—2030年）》关于"加强儿童早期发展服务"的策略措施指出，要"加强对家庭和托育机构的婴幼儿早期发展指导服务"。《幼儿园工作规程》第三条第一款指出，"幼儿园的任务是：贯彻国家的教育方针，按照保育与教育相结合的原则，遵循幼儿身心发展特点和规律，实施德、智、体、美等方面全面发展的教育，促进幼儿身心和谐发展"。

4. 托幼机构环境的概念及其重要性

托幼机构环境包括物质环境和社会心理环境两个部分。物质环境是指托幼机构内的建筑物以及室内外各种设施、设备和用具。托幼机构创设物质环境时首先应考虑的是安全卫生性。社会心理环境是指对幼儿教育产生直接影响的精神环境，它包括人际关系和文化建设的内容。物质环境是幼儿身心发展的基础，社会心理环境是幼儿教育顺利进行的重要保证。托幼机构良好的环境对幼儿具有重要意义。良好的物质环境和社会心理环境可以给幼儿轻松、愉悦的情感体验，从而发展其积极向上的情绪情感。环境作为托幼机构中的一种隐性课程，创设与幼儿生活、教育相适应的良好环境，是促进幼儿实现全面发展的必然要求。托幼机构中的各种环境因素，尤其是社会心理环境，是激发幼儿学习兴趣和动机的诱因。

二、托幼机构卫生保健的主要任务、工作职责及内容要点

托幼机构卫生保健工作应严格执行国家各项规定，参照《托儿所幼儿园卫生保健管理办法》和《托儿所幼儿园卫生保健工作规范》等执行。

1. 托幼机构卫生保健的主要任务

托幼机构卫生保健工作的主要任务是贯彻预防为主、保教结合的工作方针，为集体幼儿创造良好的生活环境，预防控制传染病，降低常见病的发病率，培养健康的生活习惯，保障幼儿的身心健康。

2. 托幼机构卫生保健的工作职责

（1）设立保健室或卫生室，根据接收幼儿数量配备符合相关资质的卫生保健人员。

（2）新设立的托幼机构，应按卫生评价要求设计和建设。

（3）制定适合本园（所）的卫生保健工作制度和年度工作计划，定期检查各项卫生保健制度的落实情况。

（4）严格执行工作人员和幼儿入园（所）及定期健康检查制度。坚持晨午检及全日健康观察工作，卫生保健人员应当深入各班巡视。做好幼儿转园（所）健康管理工作。定期开展幼儿生长发育监测和五官保健，将幼儿体检结果及时反馈给家长。

（5）加强传染病预防控制工作。做好入园（所）幼儿预防接种证的查验，配合有关部门按时完成各项预防接种工作。建立幼儿传染病预防控制制度，做好晨午检，幼儿缺勤要追查，因病缺勤要登记。明确传染病疫情报告人，发现传染病人或疑似传染病人要早报告、早治疗，相关班级要重点消毒管理。做好园（所）内环境卫生、各项日常卫生和消毒工作。

（6）加强园（所）的伤害预防控制工作，建立因伤害缺勤登记报告制度，及时发现安全隐患，做好园（所）内伤害干预和评估工作。

（7）根据各年龄段幼儿生理、心理特点，在卫生保健人员参与下制定合理的一日生活制度和体格锻炼计划，开展适合幼儿的保育工作和体格锻炼。

（8）严格执行食品安全工作要求，配备食堂从业、管理人员和食品安全监管人员，制定各岗位工作职责，上岗前应当参加食品安全法律法规和儿童营养等专业知识培训。做好幼儿的膳食管理工作，为幼儿提供符合营养要求的平衡膳食。

（9）卫生保健人员应当按时参加妇幼保健机构召开的工作例会，并接受相关业务培训与指导；定期对托幼机构内工作人员进行卫生保健知识的培训；积极开展传染病、常见病防治的健康教育，负责消毒隔离工作的检查指导，做好疾病的预防与管理。

（10）根据工作要求，完成各项卫生保健工作记录的填写，做好各种统计分析，并将数据按要求及时上报辖区内妇幼保健机构。

3. 托幼机构卫生保健的主要工作内容

主要工作内容包括一日生活的合理安排、幼儿膳食的管理与营养、幼儿体格锻炼、幼儿与工作人员的健康检查、卫生与消毒、传染病预防与控制、常见病预防与管理、伤害预防、健康教育以及相关的信息收集工作。

4. 新设立托幼机构卫生评价标准的主要指标

新设立托幼机构卫生评价标准的主要指标包括环境卫生、个人卫生、食堂卫生、保健室或卫生室设置、卫生保健人员配备、工作人员健康检查、卫生保健制度。其中，卫生保健制度包括一日生活安排、膳食管理、体格锻炼、卫生与消毒、入园（所）及定期健康检查、传染病预防与控制、常见疾病预防与管理、伤害预防、健康教育、卫生保健信息收集的制度。托幼机构应根据实际情况建立健全卫生保健制度，并具有可操作性。

知识小测

一、单项选择题

*1. 托幼机构的精神环境主要是指机构的人际关系和（ ）。

A. 设备条件　　　　B. 师生关系

C. 交往方式　　　　D. 文化建设

#2. 托幼机构创设物质环境时首先应考虑的要求是（ ）。

A. 经济性　　　　　B. 安全卫生性

C. 功能性　　　　　D. 美观性

二、判断题

1. 托幼机构的保教工作包括保育和教育两个方面。　　　（ ）

2. 托幼机构卫生保健工作应贯彻早发现、早治疗的工作方针。（ ）

三、填空题

1. 托幼机构的规模可分为大型、中型、小型三种，幼儿园一般分别对应_____个班级、_____个班级和 1 ~ 4 个班级。

2. 托幼机构应加强传染病的预防控制工作，要明确传染病疫情报告人，发现传染病人或疑似传染病人要_____，相关班级要重点_____。

第二节　托幼机构物质环境的卫生要求

■ **问题情境**

　　托幼机构物质环境的卫生是指托幼机构内的建筑物以及室内外各种设施、设备和用具的卫生。托幼机构保证物质环境的卫生，能为实现有质量的教育教学营造良好的环境条件。那么具体的卫生要求有哪些呢？

一、园址选择与内部布局的卫生

1.园址选择基本要求

（1）环境良好，基础设施完善（见图7-1）。托幼机构园址应选择在空气流通、日照充足、场地平整、排水通畅等环境良好且基础设施完善的地段。规模在4个班及以上的托幼机构，其建筑应独立设置。规模在3个班及以下的托幼机构，其建筑可与居住、养老、教育、办公建筑合建。

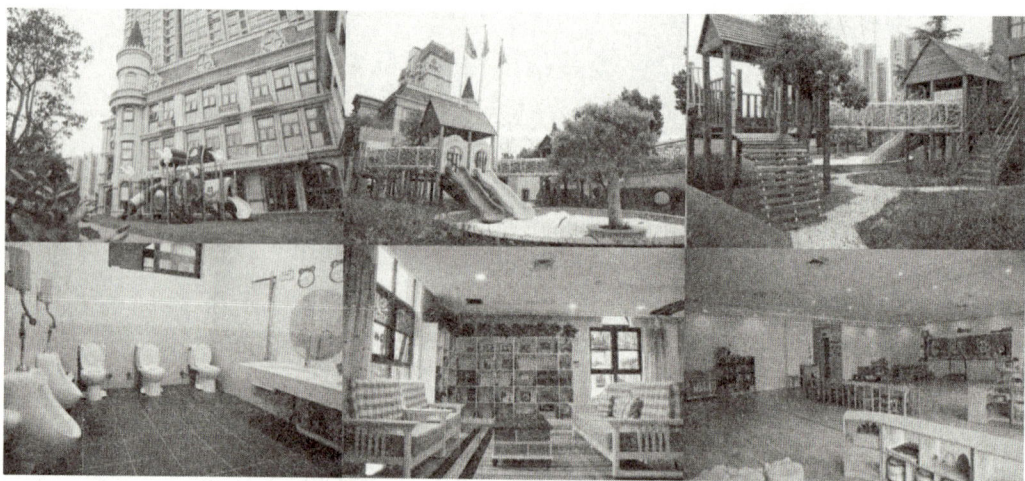

图 7-1　良好的机构环境

　　（2）安全性高，周边环境安静。托幼机构不应建于易发生地质灾害的地段；与易发生危险的建筑物、仓库、储罐、可燃物品等的距离应符合有关规定；应远离有污染的建筑物及场所；不应与公共娱乐场所、商场、批发市场等场所相毗邻；不应有高压输电线、燃气、输油管道主干道穿过。

　　（3）交通便利，方便家长接送。托幼机构应以方便幼儿就近入园为原则合理布点，服务半径宜为300米。园址宜选择在居民区适中的位置，周围交通便利，以便于家长接送。城镇托幼机构宜靠近居住小区的绿化地带，应避开主要交通干道、高层建筑的阴影区等。农村的托幼机构宜靠近集镇或村镇中的小学，应避开养殖场、屠宰场等。

2.内部布局的卫生要求

托幼机构用地包括园舍建筑用地、室外活动场地用地、集中绿化用地、道路用地等。总平面设计应布局合理、功能分区明确、避免互相干扰、方便使用管理、有利于交通疏散，创造符合幼儿思维、心理特点的空间环境。

（1）园舍建筑。园舍建筑应由生活用房、服务管理用房和供应用房等部分组成。生活用房是机构建筑的主要部分，是供幼儿班级生活和多功能活动的空间，按生活单元组合方法进行设计。服务管理用房是对外联系，对内为保健和教育服务的房间。供应用房是保障人员饮食、饮水、洗衣、后勤服务等使用

托幼机构园舍
建筑一览

的房间。各类用房应分区明确，相对集中，方便使用，避免相互交叉干扰。主体建筑朝向要适宜，最好坐北朝南并与周围建筑有一定的距离。生活用房不应设置在地下室或半地下室。各种生活用房和供应用房具体设置应考虑方便性和卫生要求，与幼儿直接活动用房适度分开，避免不安全因素。厨房、保健室等不宜离生活用房太远。

（2）室外活动场地。室外活动场地是供幼儿进行日常户外活动的场所。场地应采用软质地坪，场地地面应平整、防滑，无障碍，无尖锐突出物；应保证有不少于1/2的面积在标准的建筑日照阴影线之外。托育机构室外活动场地人均面积不应小于3平方米。城市人口密集地区改、扩建的托育机构，设置室外活动场地确有困难时，室外活动场地人均面积不应小于2平方米。幼儿园每班应设专用室外活动场地，还需设全园公用活动场地，人均面积不应小于2平方米。各班活动场地之间宜采取分隔措施。公用活动场地应设置游戏器具、沙坑、30米跑道等；宜设戏水池，储水深度不应超过0.30米；游戏器具下的地面及周围应设软质铺装；宜设洗手池、洗脚池。

（3）集中绿化用地。托幼机构要根据各自地域特点，确保有一定面积的草坪，种植相应的树木、花卉等绿化植物，美化幼儿园环境，创设空气清新的环境。绿化地带包括园内专用绿地、自然生物园地、房前屋后和道路两旁的零星绿地，一般绿化面积不应低于全园占地总面积的30%。园内严禁种植有毒、带刺、有飞絮、病虫害多、带刺激性气味的植物。

（4）道路用地。托幼机构应注意修筑质量卫生良好、不积水、不泥泞，符合相关面积规定标准的道路。主出入口不应直接设在城市干道一侧，园门外应留缓冲地带及家长接送时停留的空间，且不应影响城市道路交通。

托幼机构应完善其他配套设施。例如，在供应区内宜设置单独杂物院，设独立出入口，避免造成污染；基地周围应设围护设施，设施应安全、美观，防止幼儿穿过或攀爬；绿化带、游戏场地等尽量设置护栏，保证生活安全和环境美观；在出入口处应设大门和警卫室，警卫室对外应有良好的视野。

二、各室配置的卫生要求

（一）托幼机构基本房舍的卫生要求

1. 活动室

活动室（见图7-2）是指活动单元中供幼儿进行室内日常活动的一个多功能场所，可以进行各种教育活动和生活活动。活动室是幼儿生活的主要场所，在生活用房配置时，应以活动室为主进行其他生活用房的配置。

托幼机构各室配置的卫生原则

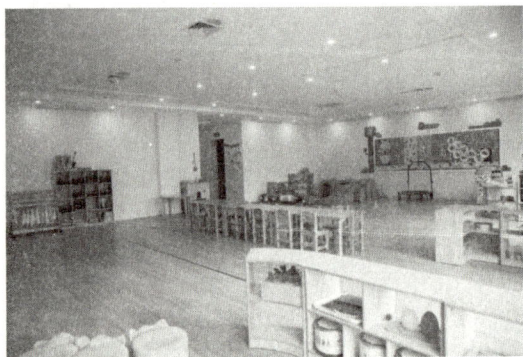

图7-2　活动室

活动室的房间最小使用面积为70平方米。乳儿班活动区的最小使用面积为15平方米，托小班活动区的最小使用面积为35平方米。活动室应有最好的朝向，有充足均匀的光线、良好的通风条件，冬至日底层满窗日照不应小于3小时。活动室主要采取自然采光和自然通风，并满足相应卫生要求。托育机构活动区的净高不应小于2.8米，如为改、扩建建筑，不应小于2.6米，幼儿园活动室的净高不低于3.0米。活动室应保证冬季的基本保暖设施，地面应做暖性、有弹性的面层。乳儿班和托小班活动区地面应做暖性、软质面层，距地 1.2 米的墙面应做软质面层。

2. 寝室

寝室（见图 7-3）是供幼儿睡觉的场所。寝室应设置于活动室附近。同一个班的活动室与寝室应设置在同一楼层。若不是幼儿活动单元，要确保幼儿寝室与活动室之间走廊、楼梯的安全，便于疏散，卧室附近应配置厕所。

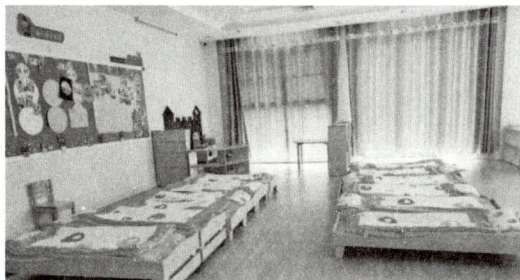

图 7-3 寝室

寝室的最小使用面积为 60 平方米，若活动室和寝室合用，其房间最小使用面积不应小于 105 平方米。乳儿班睡眠区的最小使用面积为 30 平方米，托小班的最小使用面积为 35 平方米。

寝室应保证单人单床的设置，床位侧面或端部距外墙不应小于 0.60 米，以使幼儿身体避开冬季寒冷的外墙面或外墙窗下的暖气片，防止幼儿受凉或被烫伤。乳儿班和托小班睡眠区不应布置双层床。寝室地面宜铺设暖性、有弹性的面层，应保证有良好的采暖、光照和通风，应有窗帘等遮光设施。

3. 卫生间

卫生间每班 1 间，内设厕所、盥洗池等设施，宜分间或分隔设置，以方便幼儿使用。乳儿班和托小班的清洁区应设淋浴、尿布台、洗涤池、洗手池、污水池、成人厕位等设施。托小班卫生间内应设适合幼儿使用的卫生器具，成人厕位应与幼儿卫生间隔离。

卫生间（厕所、盥洗室）的最小使用面积为 20 平方米，其中厕所 12 平方米，盥洗室 8 平方米。乳儿班和托小班清洁区的最小使用面积为 6 平方米，托小班卫生间的最小使用面积为 8 平方米。卫生间应邻近活动室或寝室，且开门不应直对活动室或寝室。为了能随时关注幼儿并及时处理突发情况，活动室与卫生间、盥洗室和厕所之间要有良好的视线贯通。卫生间应有良好的采光和通风，无外窗的卫生间应设置防止回流的机械通风设施。

卫生间地面应使用防滑材料或有防滑措施，不应有台阶，以防摔跤。

卫生间应保证有足够的卫生设备，除基本的如厕洗漱设备，如便器、水龙头等外，还可设置适合幼儿身高的与盥洗相关的平台、架子、挂钩、镜子等。卫生间设备的配置形式、大小尺寸都应符合幼儿人体尺度和卫生防疫的相关规定。幼儿盥洗池的高度应为 0.5 ~ 0.55 米，进深应为 0.4 ~ 0.45 米。水龙头至少 6 个，其间距宜为 0.55 ~ 0.6 米。大便器宜采用蹲式便器，大便器或小便槽均应设隔板，隔板处应加设幼儿扶手，坐式便器的高度宜为 0.25 ~ 0.3 米。托小班卫生间内的坐便器高度宜为 0.25 米以下，每班至少设 2 个大便器、2 个小便器，便器之间应设隔板；每班至少设 3 个适合幼儿使用的洗手池，高度宜为 0.4 ~ 0.45 米，宽度宜为 0.35 ~ 0.4 米。夏热冬冷和夏热冬暖地区，可设淋浴室，并应独立设置。热水洗浴设施宜集中设置，集中浴室应保证足够的使用面积。

4. 晨检室和保健观察室

托幼机构应当根据规模设立相应的晨检室和保健观察室。晨检室应设在建筑物的主入口处，并应靠近保健观察室。保健观察室应设一张小儿床；应与生活用房有适当的距离，并应与幼儿活动路线分开；宜设单独出入口；应设给水、排水设施；应设独立的厕所，厕所内应设幼儿专用蹲位和洗手盆。大、中、小型规模的机构晨检室（厅）的最小使用面积宜分别为 15 平方米、10 平方米、10 平方米，保健观察室相应的最小使用面积宜为 15 平方米、12 平方米、12 平方米。

另外，托幼机构建筑应设门厅，门厅内应设置晨检室和收发室，宜设置展示区、幼儿和成年人使用的洗手池和卫生间，以及幼儿车存储空间等。

5. 厨房

托幼机构的供应用房多配有厨房设施，一般包括主副食加工间、主食库、副食库、冷藏间、配餐间等。厨房各操作间应有明确的功能分区，保证基本的使用面积，并按工艺流程合理布局。

基本房舍其他配套设施卫生要求

厨房应与活动用房有一定的距离，避免产生干扰和污染，同时又要考虑送饭方便。幼儿园建筑为二层及以上时，可根据建筑的具体特点设置食梯，方便饭菜及时运送，食梯呼叫按钮距地面高度应大于 1.7 米。

厨房的室内墙面、隔断、工作台和水池等设施的表面，应采用无毒、无污染、光滑和易清洁的材料；墙面阴角宜做弧形；地面应防滑，并应设排水设施。

（二）房舍室内通风、采暖、采光、照明的基本要求

1. 通风

通风的形式有自然通风和人工通风两种，托幼机构宜采用自然通风的形式。自然通风主要通过建筑物内部门窗等空隙或预留的通风口实现。托幼机构的用房应有良好的自然通风，其通风口面积不应小于房间地板面积的1/20。加强自然通风，一方面应加大通风窗口的面积，可将进风口与出风口相对布置，以形成直接的空气对流；另一方面可适时加大开窗换气的频率以促进空气的流通，保证室内有足够的新鲜空气。

当自然通风不能保证室内有适宜的微小气候时，应考虑采用人工机械通风的方式加以补充，如电扇、空调、换气扇等，但应注意做好安全防护措施。公共浴室、无外窗的卫生间等，应设防回流的机械排风装置。

2. 采暖

托幼机构室内应有基本的采暖措施，以保证冬季室内有适合幼儿生活与活动的适宜气温。严寒与寒冷地区托幼机构室内采暖宜设置集中采暖系统，并宜采用热水集中供暖系统；对于其他区域，冬季有较高室温要求的房间宜设置单元式供暖装置。供暖设计温度宜符合表7-1所示规定。当采用散热器供暖时，散热器应暗装；当采用电采暖时，应有可靠的安全防护措施。没有条件设置集中采暖系统的地区，可采取局部采暖的方式，如火炉采暖、燃气采暖、电加热器采暖等。局部采暖需重点做好相应的安全保护措施，必须有符合标准的通畅的排烟设施等。

表7-1 托育机构、幼儿园房间的供暖设计温度

房间名称	室内设计温度 /℃
活动室、寝室、保健观察室、晨检室（厅）、办公室	20
睡眠区、活动区、喂奶室	24
盥洗室、厕所	22
门厅、走廊、楼梯间、厨房	16
洗衣房	18
淋浴室、更衣室	25

3. 采光

采光是指以太阳光线为主要光源，为室内活动提供基本的光线条件。阳光可以促进幼儿体内钙、磷代谢和维生素 D 的合成，有利于幼儿骨骼的发育，对环境还可以起到杀灭细菌、清洁空气的作用。托幼机构应保证生活用房有良好的日照和采光条件，满足冬至时底层满窗日照不小于 3 小时的要求，炎热地区应有相应的遮阳设施。

采光系数

室内采光与多种因素有关。窗地面积比是衡量室内采光的一个重要指标，它是指窗的透光面积与室内地表面积的比值。《托儿所、幼儿园建筑设计规范（2019 年版）》（JGJ 39—2016）对托幼机构各类场所的窗地面积比等作了规定。例如，活动室、寝室的采光系数标准值为 3%，窗地面积比为 1∶5。窗的面积大小及朝向是影响室内采光的重要条件，为了形成良好的采光条件，托幼机构房舍的采光窗面积应足够大，窗的上缘应足够高。窗玻璃的清洁程度对采光也有影响。普通玻璃的遮光率为 10% 左右，而落满尘埃的玻璃遮光率可达 20% ～ 30%，保持窗户玻璃的透亮清洁，可以提高采光效果。窗外遮挡物也是影响室内采光的一个重要因素，如室外高大建筑物、树木、围墙、大型运动器械等均可影响采光。室内墙面、天花板和家具的色彩也与室内采光效果有关。不同色彩对光的反射率不同，其中浅色的反射率较高。因此，室内天花板和墙面宜为白色或淡黄色，室内家具等宜选择浅色调，以提高光的反射。

4. 照明

照明是指用人工光源获得光线的方法。为保护幼儿视力并创造良好的环境，活动室需明快、敞亮，在室内自然采光不足时，应补充人工照明。卫生要求包括：照度足够，分布均匀；不产生或少产生阴影；幼儿视野内看不到强烈的发光体，没有或尽量避免眩光的作用；不影响室内微小环境。

照明标准及测查方法

照度反映被照射平面上的光通量密度，以"勒克斯（lx）"为单位；照度均匀度指室内最小照度与平均照度之比，一般要求不低于 0.7。照度一般在 10 ～ 1000 勒克斯范围内，照度越大，越不易视疲劳。

三、设备和用具卫生的要求

托幼机构的各种设备和用具，是幼儿生活和开展各种活动所必需的物质条件，这些设备和用具必须适合幼儿的年龄特点，符合基本的卫生要求。

（一）家具卫生

托幼机构室内的家具主要包括桌椅、柜橱架、床、衣帽储藏间和盥洗室内的主要设备，这些基本家具的大小、规格、材质等要符合国家相关的卫生标准。

1. 桌椅

桌椅要适合幼儿的身材，减少疲劳，不妨碍幼儿的正常生长发育，还要安全、坚固、美观、经济。《学校课桌椅功能尺寸及技术要求》（GB/T 3976—2014）对儿童桌椅的品种与型号、儿童桌和儿童椅的主要尺寸、产品技术要求和试验方法、产品标志和分配使用进行了规范。

（1）材质。托幼机构桌椅的材质主要有木质和塑料两种，不能采用钢木结构，也不能采用折叠式或翻板式的桌椅。桌椅的外表和内表以及幼儿手指可触及的隐蔽处，均不得有锐利的棱角、毛刺以及小五金部件的尖端。

（2）颜色。托幼机构桌椅（见图7-4）的颜色宜偏浅淡，色调柔和。桌椅的颜色会对室内光线和幼儿的心理状态产生影响。如果颜色不合适，不仅影响室内光线的明亮度，还会使幼儿产生视觉疲劳，进而导致情绪不稳。因此，幼儿桌椅的颜色宜选择色调浅淡、柔和，又能给人宁静、舒适的色彩，如浅米色、木本色等。但要注意，桌椅不宜使用白色，因为白色不易清洁，而且反光性强，对幼儿的眼睛会产生较强的光刺激。

托幼机构桌椅的尺寸和型号

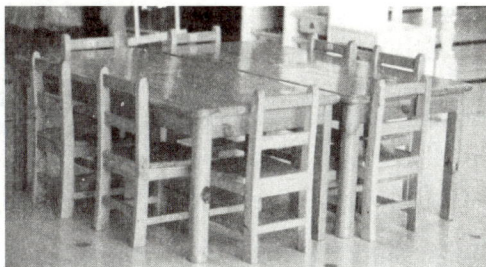

图7-4 托幼机构的桌椅

2. 柜橱架

（1）材质。柜橱架一般宜采用木质或塑料材质，不宜采用钢或铝合金等材质。材料的选择和油漆等要符合国家规定的相关质量标准。柜橱架要经常清洗消毒，应注意选择不怕水洗和消毒的油漆。

（2）外观。活动区域的各种柜架宜设置为开放式，不必做门和抽屉，若有门扇则宜把把手设置为内嵌型，边角设置圆形，避免幼儿在活动时刮伤。玩具柜橱架不应使用玻璃门或挡板。玩具、教具柜架的高度和深度要考虑幼儿的身高范围，以免取放时产生危险，其高度一般相当于幼儿的平均身高，深度约相当于幼儿的手臂长。表面应光滑，避免有木制或钉子露出。橱柜应敦实，重心较低，为避免底下积压灰尘，可以直接落地。

（3）放置。玩具、教具柜架宜放置在方便幼儿取放材料的地方，一般设置在活动室前后墙壁下缘或墙内，尽量不要占用太大空间。放置在门厅、过道或楼道的玩具柜架要注意不能影响通道的标准宽度。被褥橱宜放置在寝室内，不要占用采光取暖较好的区域，不影响幼儿的基本活动。

3. 床

床一般宜采用木质，单人单床。床的大小要适合幼儿的身材；床的周围应有栏杆。乳儿班和托小班不应布置双层床。床铺的摆放应方便幼儿在室内的基本活动，床头之间及床与床之间应留一定的距离，方便工作人员及时观察照顾幼儿。床铺不宜紧靠外墙，避免冬天墙体太凉导致幼儿感冒。

4. 衣帽储藏室

衣帽储藏室是方便放置幼儿个人衣物等的空间。空间较小的机构可将其设置在寝室、门厅或过道等地方。衣帽储藏室内可设置挂衣架、鞋帽架、穿衣镜及坐凳等。挂衣架可为开放式柜橱，也可为开放式挂衣架或墙壁挂钩等，应保证每位幼儿都有固定的放置衣服、帽子、手套和鞋等物品的地方，尽量设置为单人单格。挂衣架下面或鞋架旁边应有供幼儿穿鞋的长条形坐凳或台面，还应设相应面积的穿衣镜，供能自理的幼儿自己穿脱衣服和整理服装用。挂衣架及镜子的高度也应适合幼儿的身高。

5. 盥洗室

盥洗室的卫生物品一般包括毛巾、肥皂、杯子、镜子等。应在洗手池附近设置毛巾架及肥皂盒。寄宿制幼儿园还应为幼儿准备放置牙具的柜架。

（二）玩具卫生

托幼机构的玩具指幼儿进行游戏活动时所使用的各种材料，包括购买的成品玩具和自制的玩具，为幼儿提供健康、安全、适合其年龄特点的玩具是促进幼儿身体、智力、情绪情感健康发展的重要保证。

1. 按照年龄班特点配置玩具

托幼机构应根据各年龄班幼儿的身心发展特点和不同需求，为各班活动区域配备数量较充足、种类较齐全的玩具材料。例如，对于小班的幼儿，游戏材料积木、积塑等的体积应较大，以利于幼儿充分操作；对于中大班的幼儿，在选择玩具时应复杂多样，以便激发幼儿在游戏中进行探索学习的动力。

2. 注重玩具的教育价值

选择玩具时要充分考虑玩具的教育价值，要以满足幼儿的需求为主要出发点。玩具应能引发幼儿良好的情绪和情感，应能促进幼儿的认知体验，不宜单纯追求精致、豪华。易传染疾病的玩具应避免选用，如直接用嘴吹的小喇叭、口琴等。玩具的储藏及管理要以最大限度地提高玩具使用效率、发挥玩具教育作用、方便取放及安全使用为原则。各类玩具材料应分门别类地摆放在玩具架上，能让幼儿看得见、够得着，以充分发挥其教育功能。

3. 注重玩具材质、颜色、大小和轻重

（1）材质。玩具材料一般包括木材、塑料、橡胶、金属、纸张、布、皮革等。木制、塑料、橡胶、金属玩具便于清洗消毒，且不易污染，轻巧安全。用布和皮革制成的小娃娃、小动物等玩具容易受到污染，不易消毒清洗，一般不宜选择。陶瓷、玻璃制作的玩具易碎，不宜放在幼儿活动场所。

（2）颜色。玩具颜色要鲜艳，能提高幼儿操作的兴趣；使用的颜料和油漆要无毒、无味、不褪色，不溶于唾液和水，易于消毒清洗，并与消毒液不起化学反应。

（3）大小和轻重。玩具的大小和轻重应适合幼儿的特点，不宜选择过小的玩具或有过小零件的玩具，以防止细小物件误入幼儿口中。玩具也不宜过大过重，以免造成砸伤，或在取放过程中因太重而伤害幼儿的手腕。

4. 使用过程中的注意事项

在使用玩具时主要是注意清洁消毒和预防意外伤害。

（1）严格清洁与消毒。根据玩具材料的不同，应采用适宜的清洁消毒措施。消毒方法一般有温水肥皂清洗法、消毒液清洗法、蒸煮法等。新玩具在使用前要经过严格的消毒处理，在使用过程中要建立定期消毒制度。户外玩具及沙池、水池等要坚持定期清洁消毒，并进行安全检查。例如，沙池的沙子要定期更换，在清洗晒干消毒后方可使用；水池内的水要定期更

换、定期消毒。另外，沙池及水池最好有适当的加盖及遮挡设施。

（2）预防意外伤害。玩具表面应光滑，没有锐利的边和角，以免导致幼儿外伤。保教人员应定期检查玩具，以及时发现损坏、缺损或需要修补的玩具，及时处理安全隐患；对过分陈旧、无法修复的玩具，应作报废处理。

（3）培养幼儿良好习惯。保教人员要指导幼儿正确使用玩具，培养幼儿爱护玩具、保持玩具清洁、整理玩具、及时归位、玩后及时洗手的好习惯。

（三）教文具卫生

托幼机构的教文具主要指在教育教学过程中使用的图书、图片、直观教具、笔、颜料、纸张、胶水、剪刀等。

1. 图书

应确保每个班级拥有能满足本班幼儿基本阅读量的图书，并定期更换。图书的画面及文字应清晰，字体大小要适宜，色彩应柔和，不过分刺激视觉，不容易引起视觉疲劳；图书的大小要适宜，厚薄和重量应适中，纸张结实，纸面平滑、不反光；图书的装订要整齐，避免订书针刺伤幼儿。图书容易磨损和受污染，应坚持及时修补，定期消毒。

班级图书区（见图7-5）宜设置在光线较好和相对安静的位置。图书的摆放要方便幼儿自由取放。保教人员要注意培养幼儿良好的阅读行为和习惯，如保持眼同书的适当距离，不在光线过暗或过亮的地方阅读，不用唾液沾湿手指翻阅图书，看过的图书要放回原处等。

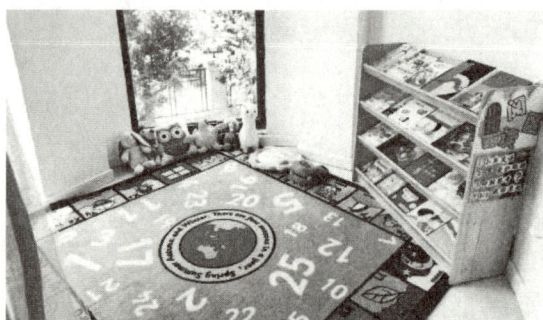

图7-5　图书区

2. 其他教文具

蜡笔、水彩笔、油画棒、铅笔、橡皮泥、纸张等，是托幼机构教育教学的重要教文具，不应含有有毒色素或其他有毒物质。笔杆粗细应适中，因为过粗或过细的笔杆易引起幼儿手腕部的疲劳。笔杆上的涂料不易脱落，不溶于水和唾液。书写和绘画用纸张宜选用白色或浅色，质地结实、致密。

幼儿用书包不宜过大，重量不宜超过幼儿体重的 1/8；宜选用双肩背包，使书包重量平均分配在肩背部肌肉上，以免对幼儿的骨骼发育产生影响。

托幼机构选用的黑板最好是可移动的磁性黑板，要平整、无裂缝、不反光，方便使用并坚持每天清洁。保教人员在书写时要尽量少用彩色粉笔；擦黑板时宜用湿布或吸粉尘的黑板擦。

保教人员应合理有效地利用电视、电脑等多媒体教学资源，控制使用电视、电脑的时间和频率。

（四）生活卫生用品卫生

托幼机构的生活卫生用品主要包括饮食用具和洗漱用具。

1. 饮食用具

常用饮食用具有碗、碟子、勺子、筷子和饮水杯等，应确保坚固耐用、光滑无毒，易于清洗与消毒。大小、重量及结构等要适合幼儿手部的发育特点，方便幼儿使用，如使用耐高温、易消毒、不易破碎、双层隔热的碗，原木或竹制的筷子等。饮食用具要及时清洗、消毒。幼儿自主饮水的杯子，要放在其取放方便的地方。

2. 洗漱用具

常用的洗漱用具有肥皂、毛巾、牙刷、牙膏、卫生纸等。托幼机构应选用刺激性小、适合幼儿使用的肥皂或洗手液，且要放在方便幼儿取放的地方。幼儿毛巾要质地柔软，不宜太大、太厚，专人专用，每天消毒清洗，悬挂、晾晒要有专门的毛巾架，以保持干燥。牙刷、牙膏应适合幼儿，牙刷应定期更换，牙杯应定期清洗、消毒。幼儿用手纸应卫生、柔软。

（五）体育用具卫生

按运动的性能分，托幼机构的体育用具可分为摆动类、攀登类、旋转类、滑引类和颠簸类等五类。其中有大、中型体育器械，如滑梯、攀登架、秋千等；也有小型体育用具，如木马、皮球、沙包等。体育用具要符合幼儿的身心特点，能促进幼儿动作的平衡性、协调性及灵敏性的发展。

各种体育器械要坚固、耐用、平滑、安全，并容易修理和保养。大型体育器械一般应安置在户外草坪上，场地应清洁、平坦，不得有积水。部分大型体育器械（如攀登类器械）下面应设沙坑或软垫，以防幼儿摔伤。托幼机构对体育用具要定期检修和清洁管理，如有破损、脱落、生锈等现象，应停止使用并及时处理。体育用具在使用前要仔细检查，在进行体育活动时也要加强对幼儿的护理或指导，以防发生意外。

知识小测

一、单项选择题

*1.托幼机构应保证生活用房有良好的日照和采光条件，满足冬至时底层满窗日照不小于（　　　）小时的要求，炎热地区应有相应的遮阳设施。

A.1　　　　　　　　B.2　　　　　　C.3　　　　　　D.4

*2.幼儿园桌椅最基本的卫生要求是在使用时（　　　）。

A. 有助于良好的姿势　　　　　B. 不容易损坏桌子

C. 颜色孩子喜欢　　　　　　　D. 要干净

二、判断题

1.幼儿玩具不宜过小或有过小零件，以防止误入幼儿口中。　　（　　　）

*2.幼儿园图书应该摆放在书架上，书架的高度不限。　　　　（　　　）

三、填空题

*1.托幼机构的卫生间、储藏室属于＿＿＿＿＿＿用房，医务室、隔离室等属于＿＿＿＿＿＿用房。

*2.托幼机构的各种设备和用具，是幼儿生活和开展各种活动所必需的＿＿＿＿＿＿。为了保证幼儿的＿＿＿＿＿＿，这些设备和用具必须适合幼儿的＿＿＿＿＿＿，符合基本的＿＿＿＿＿＿。

第三节　托幼机构的卫生消毒

问题情境

> 　　某街道中心幼儿园积极开展冬季传染病防控工作，不仅利用小广播通过儿歌、三句半等通俗易懂的方式向家长宣传，提高家长对传染病的认识，还通过规范卫生消毒等有效措施，预防师生传染病，确保他们健康过冬。托幼机构卫生消毒的工作主要有哪些？具体如何做呢？

一、活动场所的卫生消毒

活动场所是幼儿在托幼机构主要的游戏场地，为确保活动场所的清洁、卫生，托幼机构应做好相应的消毒工作。活动场所主要的消毒方式如下。

1. 开窗通风

通过开窗、开门等使室内与外部进行气体交换，是调节微小气候的主要方法。如果采用自然通风，室温仍达到 30℃ 以上，则应采用电风扇、排风扇和空调等人工通风方式通风。通风次数及时间可根据季节和天气的不同进行确定，具体如表 7-2 所示。传染病易发时期，应增加通风次数和时间。

表 7-2　不同季节与天气情况下的通风时间与次数

情况类别	通风时间与次数
春、秋季	室内外温度相近，且无大风、大雨等异常天气时，可全天开窗通风；当室外温度与室内温度相差较大时，应在幼儿不在该场所时进行通风
夏季	一般全天开窗，使用空调的房间每半日通风一次，每次 10 ~ 15 分钟，室内温度一般不低于 26℃，室内外温差不超过 7 ~ 10℃；没有配备空调的房间，一般执行全天通风制度，可采用打开电扇、开窗对流和地面洒水的方式进行降温
冬季	取暖设备比较完善，室内温度较高，可整日开一扇小窗户；至少达到每半日通风一次，每次 10 ~ 15 分钟，室内温度保持在 18 ~ 20℃；幼儿不在室内时，可打开大窗通风
刮大风天气	及时关闭窗户，避免灰尘、污染物进入室内；风停后，及时打开窗户进行通风换气
下雨天气	观察风向，关闭淋雨窗户，继续开放不淋雨的窗户；雨停后，尽可能多开窗户，便于新鲜空气进入室内
雾霾天气	禁止开窗通风，按要求使用空气净化器等，等雾霾散去后再开窗通风

2. 室内装修污染净化

污染净化可采用通风、花草养殖、活性炭和净化器等方法。需要注意的是：托幼机构装修后应请专门的检测机构对装修室的环境进行检测，检测合格方可投入使用；在室内放置花草要做到忌香、忌敏、忌毒；活性炭吸附的污染物质越多，其吸附能力会越差，要定期进行暴晒，使其恢复一定活性；即便装修室投入使用，也要适当延长幼儿的户外活动时间，以减少危害。

3. 特殊天气下的室内清洁

（1）干燥天气。使用加湿器，应使用纯净水或凉白开水，每天换水，一周宜清洗一次；室内湿度应控制在 40% ~ 60%；放在幼儿够不到的稳定平面上，以确保幼儿安全。合理选择通风时间，最好是上午 10 时和下午 3 时前后。养一些根直接泡在水里的盆栽，如富贵竹。在暖气上或空调边上搭一块湿毛巾，以增加室内湿度。地面稍洒些水，但要避免幼儿滑倒。室内可放一盆水，位置要远离幼儿。

（2）潮湿天气。采用人工通风方式进行室内外空气交换。在清洁地面时注意不要使用太湿的拖把，以便保持地面干爽。使用空气净化器，防止病菌污染。利用干燥剂、活性炭、竹炭除湿，但要注意放在幼儿接触不到的地方，防止误食。开启空调除湿功能，宜选择幼儿不在室内的时段。

（3）大风天气。准确判断风向，及时将大风直吹的窗户关闭，以防室内扬尘等污染。大风过后，及时清洁窗台、桌面、玩具柜等室内设施和物品。

3. 紫外线照射或消毒液消毒

在外界温度适宜、空气质量较好、安全有保障的条件下，活动场所应采取持续开窗通风的方式。不具备开窗通风条件时，应使用移动式紫外线杀菌灯。一般情况下，活动场所应至少每周进行 1 次紫外线照射或消毒液消毒，在传染病流行季节应每天至少消毒 1 次，消毒时间最好选在每天上午幼儿来园之前，或下午幼儿离开后。可用 1∶200 的 84 消毒液对过道、楼道、活动室等进行喷洒消毒，消毒时关闭门窗，消毒后打开门窗。

二、设备设施的卫生消毒

1. 餐桌

餐桌在每餐使用前消毒，可采用表面擦拭、冲洗消毒方式，要求进餐前 20 分钟用消毒液擦拭，10 分钟后用清水抹布擦拭一次。具体操作为，先用清水擦一遍，再用消毒液擦，最后用清水再擦一遍。擦时可将抹布先对折一下；不能一擦到底，要有规律地横擦后再有规律地竖擦，以免局部被遗忘。一块抹布不能一擦到底，每擦一张桌子，都要搓洗一下。注意：椅子每天用清水抹一遍，每周用消毒液擦拭一遍，传染病流行期间每天都要消毒。

2. 毛巾架

擦手毛巾要有专用毛巾架，上面应有标识，毛巾至少间隔 10 厘米，上、下、左、右不能碰叠在一起。注意：毛巾架每天用清水擦去浮灰，每周用消毒液擦洗一遍。

3. 水杯箱（架）

水杯箱（架）（见图 7-6）用于存放水杯，水杯上面应贴有标识，对模糊不清或发黄、剥脱的标识应及时更换，且标识要相对固定。水杯箱（架）最好不要固定在墙壁内，以方便清洗消毒。注意：每天用清水擦一遍，每周消毒一遍；外侧的布帘，每周清洗一次。

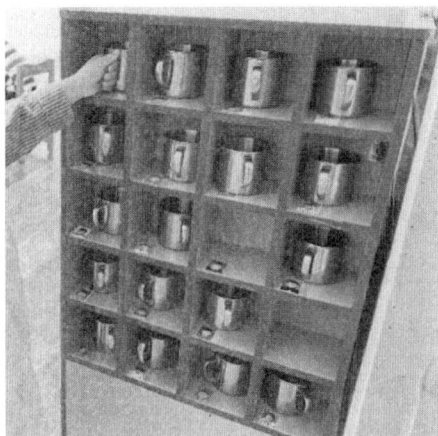

图 7-6　水杯箱

4. 保温桶

保温桶是每天用来给幼儿盛开水的。每天晨间打扫时要将保温桶四周及盖子、壶嘴用清水擦洗一遍，一般每周消毒一次，传染病流行季节每天都要消毒。清洗桶的内胆时，先用肥皂水清洗一遍，然后冲洗干净，再用消毒液浸泡 10 分钟，冲洗干净。

5. 洗手池

洗手池每日用碱水或肥皂水刷洗，上午、下午各 1 遍，保证池内无油腻、无脏垢、无黄水迹。

6. 便池

便池每天早晚各用消毒液冲洗清刷一遍，大小便后要用流动水随时冲洗。便池采用消毒液浸泡或刷洗的方法每天至少消毒一次，保证瓷砖上无黄垢、无尿迹、无异味。消毒时将消毒液倒入便池浸泡 30 分钟，洗手池、厕所扶手挡板用消毒液擦拭。便盆、坐便器接触皮肤的部位要及时消毒。

7. 门把手、水龙头、床

准备有效氯浓度为 100～250 毫克/升的消毒液，用蘸有消毒液的抹布对门把手、水龙头、床进行滞留擦拭，消毒液滞留 10～30 分钟后，用被清水浸泡过的半干抹布擦拭一遍。门把手、水龙头、床围栏等幼儿易触摸的物体表面每日消毒一次。

三、日常生活用品的卫生消毒

1. 奶瓶

奶瓶如使用过，要先把残余的奶液倒掉，用流动水冲净，然后放于温水中浸泡，使用奶瓶刷刷洗奶瓶及部件，特别要注意刷洗奶瓶颈部和螺纹处，最后用流动水冲净，并摆放到干净的盛器等待消毒。消毒常用的方法是煮沸消毒和蒸汽消毒。应注意：新奶具要消毒后才能使用；奶瓶消毒所用的煮锅或蒸锅应专用；奶瓶每次用后都要清洁消毒；消毒过的奶瓶要用奶瓶夹取出；消毒后的奶瓶如超过 24 小时未使用，再次使用前建议重新消毒。

2. 餐具

餐具要在专用洗碗池清洗，洗前倒掉残留物，用洗涤剂将油腻洗净，再用清水冲洗，洗好后放在专用容器内消毒。餐具必须餐餐消毒，可用消毒柜高温消毒 30 分钟，也可用煮沸法消毒，时间为 15 ~ 20 分钟，如果餐具较多，最好把盘、碗等竖直放置，使其之间留空隙，以增强消毒效果。有些托幼机构可能会在班内洗筷子或小匙，也要按以上要求清洗消毒，筷子套或小匙布袋也要消毒。注意：餐具不宜使用化学消毒法进行消毒。

3. 水杯

水杯应专人专用，每天消毒，每日须在幼儿进入前放好已经消毒过的水杯。具体消毒方法是：用百洁布擦拭杯口、杯内，用小刷子刷洗杯子把手，用流动水冲干净；消毒液浸泡 5 ~ 10 分钟后用流动水冲洗干净，或煮沸消毒 15 ~ 30 分钟，或蒸汽消毒 10 ~ 15 分钟，烘干备用。用水杯喝豆浆、牛奶等易附着于杯壁的饮品后，应当及时清洗消毒。

4. 毛巾

幼儿的毛巾应专用，离墙挂放，相互间不应重叠。若毛巾只能贴墙挂，则必须与墙间隔 10 ~ 15 厘米。反复使用的餐巾每次使用后消毒，擦手毛巾每日消毒一次。毛巾消毒时，可用肥皂水浸泡搓洗，搓洗干净后放入 1：200 的消毒液中浸泡 5 ~ 10 分钟，而后用清水冲洗干净放在阳光下暴晒。注意：暴晒时不要相互叠夹，暴晒时间不低于 6 小时。毛巾也可煮沸消毒 15 分钟或蒸汽消毒 10 分钟，煮沸消毒时应全部浸没在水中，蒸汽消毒时应疏松放置。毛巾用消毒柜消毒一般需 40 分钟，但要防止被烤焦。

5. 床上用品

天气晴好时，将床上用品日晒消毒 2 ~ 4 小时；如遇雨季，可将被褥打开，用紫外线灯均匀照射 30 分钟。床单、被罩可每月清洗一次，枕套两周清洗一次，清洗干净后可用开水烫、曝晒。传染病流行时，可拆洗部分应先用消毒液消毒后再清洗。有的托幼机构统一清洗，有的交由家长清洗。

四、玩教具的卫生消毒

1. 玩具

不同的玩具要选用不同的消毒方法，如表 7-3 所示。对于不能湿式擦拭、清洗的玩具一般每两周至少通风晾晒一次。对于耐水的玩具，用洗涤剂清洗，缝隙处还要用刷子刷洗，最后用清水冲洗后放在阳光下暴晒。消毒液的腐蚀性较大，浸泡玩具容易使玩具脱色，所以对于易脱色的玩具可用消毒液擦拭，或采用日光消毒。装玩具的塑料筐等每周用消毒液浸泡消毒 10 分钟。室外大型玩具通过日光照射消毒，但要定期冲洗。

表 7-3　不同玩具的消毒要点

玩具类型	消毒要点
橡胶、塑料玩具	一周一次，清洗干净后用 1∶200 的 84 消毒液浸泡 10 分钟后冲洗干净，再在阳光下晾晒
毛绒、布质玩具	每月一次，可用软毛刷、丝毛洗涤剂将玩具表面刷洗干净，然后放在阳光下暴晒 2 小时
木制玩具	每日一次，用消毒液擦拭
电动、电子玩具	一周一次，用酒精棉球擦拭

2. 图书

若是阳光充足、微风或无风天气，可将图书打开暴晒不少于 6 小时，过程中要经常翻动，也可以用紫外线灯照射消毒；如遇阴雨天气，可将书摊开放在紫外线灯下照射 30 分钟。注意：对被污染、破损的图书要及时更换。

3. 其他教学用具

教学用具多采用消毒液浸泡、擦拭的方法消毒，每周一次。对于能够使用消毒液消毒的教学用具，配备有效氯浓度为 100 ~ 250 毫克/升的含次氯酸钠消毒液，把用具放在配备好的消毒液中浸泡 10 ~ 30 分钟后用清水冲洗干净。对于不能浸泡的用具，用消毒液滞留 15 分钟后用被清水浸泡过的半干抹布再擦一遍。之后，把消毒好的教学用具放在通风的地方晾晒。

五、主要清洁用品的卫生消毒

1. 抹布

清水抹布和消毒液抹布要分开使用，随时搓洗晾干。每次用后用肥皂洗净，煮沸 30 分钟。传染病流行季节，抹布使用前后均需用消毒液浸泡消毒，有效氯浓度为 400 毫克 / 升，浸泡消毒 20 分钟，消毒后可直接烘干或晾干存放，或用清水将残留消毒液漂洗清除后控干或晾干存放。

2. 拖把

每班要有干、湿两种拖把，使用后用清水冲洗干净晾在户外日晒消毒。传染病流行期间用消毒液拖地，拖把每日用消毒液浸泡 30 分钟。

3. 簸箕、扫把

簸箕、扫把每日要清洗干净，然后放在水桶中消毒，用 84 消毒液浸泡 30 分钟。消毒后可直接控干或晾干存放，或用生活饮用水将残留消毒液冲净后控干或晾干存放。

六、发生传染病的卫生消毒

1. 班级活动限制

发生传染病时，班级要挂标示牌，尽量避免与其他班级接触，有条件的托幼机构可给发病班级设立专用走道，且不要让传染病班级参加集体活动，包括晨间户外活动。

2. 班级卫生消毒具体措施

对患儿所在班级进行必要的消毒，具体措施如下。

（1）做好空气消毒，开窗通风，每日用消毒灯消毒 30 ~ 60 分钟。

（2）对于传染病患儿的呕吐物、排泄物，倒入 1/20 漂白粉消毒液搅拌后倒入厕所。

（3）患儿便器用清水冲洗干净后，倒入 1/20 漂白粉消毒液浸泡 30 分钟。

（4）抹布、拖把分别在 500 毫克 / 升有效氯消毒液中浸泡 30 分钟，每日 1 ~ 2 次。

（5）床垫、枕芯、棉褥应放阳光下晒 4 小时，无阳光时可用消毒灯照射 30 分钟消毒，床单、枕巾、被套、枕套等可煮沸消毒 20 分钟，或用流通蒸汽消毒 20 分钟。

（6）地面消毒时，每日早晚湿式清扫各一次，消除地面的污秽和部分病原微生物；每日用消毒液拖地消毒一次。通常采用含有效氯的消毒液拖地 30 分钟。

（7）墙面通常不需要进行常规消毒。当受到病原菌污染时，可用有效氯 1000 毫克 / 升的消毒液喷雾或擦拭。墙面消毒高度一般为 2 ~ 2.5 米。喷雾量根据墙面结构确定，以湿润不向下流水为好。

（8）一般情况下室内桌、椅、玩具柜、水龙头、门把手等用品表面只进行日常的清洁卫生工作，消毒时可用含有效氯 500 毫克 / 升的消毒液擦拭或喷洒室内各物品表面。玩具要每日进行一次消毒。

（9）餐具应单独清洗消毒，并指定食堂人员专送饭菜，送饭菜人员要更换工作服，消毒双手后再进入食堂。

传染病针对性
消毒措施

知识小测

一、单项选择题

*1. 餐具常用的消毒方法是（　　　）。

A. 蒸汽消毒法　　　　　B. 消毒液擦拭

C. 日晒　　　　　　　　D. 肥皂清洗

*2. 毛巾洗净消毒后应该（　　　）。

A. 重叠挂放　　　　　　B. 半重叠挂放

C. 不挂放摞起来　　　　D. 彼此不重叠

二、判断题

*1. 夏季室温过高，可采用开窗通风的方法降温。　　　（　　　）

*2. 食具、水杯应一个星期消毒一次。　　　　　　　　（　　　）

三、填空题

*1. 幼儿园常用的通风方式主要有＿＿＿＿＿＿、＿＿＿＿＿＿两种。

*2. 门把手、水龙头常用的消毒方法是＿＿＿＿＿＿。

第四节　　幼儿活动中的卫生与保健

问题情境

陶行知先生关于儿童指出，"一切生活都是课程，一切课程都是生活"。托幼机构保教任务的完成，有赖于科学合理地组织和安排幼儿一日生活中的各项活动。幼儿一日生活制度应如何理解？各项活动的卫生与保健工作主要有哪些呢？

一、托幼机构的一日生活制度

1. 一日生活制度的概念

托幼机构的一日生活制度是指根据幼儿身心发展的特点，对他们在托幼机构内一日生活的每个环节在内容、时间、顺序、次数和间隔上的规定。幼儿一日生活根据内容的不同，可概括地分为生活活动、教学活动、游戏活动和体育活动四大类。

托幼机构一日
生活安排举例

2. 一日生活制度制定的主要依据

（1）幼儿的年龄特点。幼儿正处在生长发育时期，各器官的功能还不够完善，在生长发育上也存在差异。而且，幼儿在高级神经活动过程中兴奋和抑制不平衡，集中注意力的时间短，控制能力也较差。因此，一日生活制度的制定必须符合幼儿的不同年龄特点。一般来说，年龄越小，同一类型的活动持续的时间越短，活动量越小，休息和睡眠的时间越长。

（2）大脑皮层机能活动的特点。一日生活制度的制定应遵循动力定型规律，使幼儿的生活有规律地按时进行，增强幼儿对生活的适应能力，并形成健康的生活方式。在组织幼儿活动时，要根据镶嵌式活动原理，做到动静交替、劳逸结合，使大脑皮层保持较长时间的工作能力，减少疲劳的发生。例如，在集体教学活动后，可安排自选游戏活动；在安静的活动后，可进行户外自由活动或体育活动等。同时，要及时注意到幼儿疲劳的早期表现，让幼儿休息，恢复体力。

（3）地区特点和季节变化。托幼机构在制定一日生活制度时，应根据本地区的地理特征和本机构的具体情况，以及不同季节的特点，对生活制度的部分环节做出相应调整。例如，冬季昼短夜长，早晚气温偏低，可推迟幼儿入园的时间；夏季昼长夜短，早晚较为凉爽，中午气温较高，可将幼儿入园时间适当提前。

（4）家长需要。托幼机构既要促进幼儿的身心发展，又要解决家长的后顾之忧。因此，在制定一日生活制度时，也应适当考虑家长的需要，安排好幼儿入园和离园的时间，促进家园共育。

二、幼儿生活活动中的卫生与保健

1. 来园

（1）在幼儿来园之前，做好活动室的通风和清洁工作。

（2）每一位幼儿来园时，都要接受晨间检查。晨检时，要做到"一看、二摸、三问、四查"。一看：看脸色，看皮肤，看眼神，看咽喉。二摸：摸摸是否发烧，摸腮腺是否肿大。三问：问幼儿在家吃饭情况，睡眠是否正常，大小便有无异常。四查：有无携带不安全物品。在晨间检查中发现问题应及时处理，对异常情况做好记录。托幼机构要掌握全园幼儿的健康状况。

（3）保教人员应向家长问好，用简洁的语言向家长了解幼儿在家的情况，听取家长的要求和意见；要以热情、亲切的态度接待幼儿，还要利用晨间接待的机会进行个别教育，对个别性格孤僻的幼儿要具体关照，给予帮助。

2. 进餐

托幼机构要制定合理的饮食制度，两餐间隔时间一般为 3 ~ 4 小时，保证幼儿进餐时既有食欲，又不至于过分饥饿。

（1）进餐前的准备：清洁消毒餐桌，准备好餐具，安排幼儿洗手；进餐半小时内不让幼儿做剧烈运动，可组织幼儿进行安静的游戏，或简要介绍菜肴，激发幼儿食欲。

（2）进餐时的组织：按时开饭，幼儿进餐时间不应少于 30 分钟，发放给每个幼儿的主食量应该达到班级平均摄食量标准；不催幼儿快吃，引导幼儿不偏食、不挑食，提醒幼儿细嚼慢咽，吃饭时保持桌面、地面清洁；让幼儿愉快、安静地就餐，可轻声地播放轻松的音乐，不在进餐过程中处理问题或批评幼儿；培养幼儿良好的进餐习惯；仔细观察幼儿进餐，给予精心照顾，对情绪低落、食欲较差的问题要了解原因，及时、恰当地处理。

（3）进餐后的整理工作：教育幼儿吃完后把餐具放在指定的地方，把椅子放好，轻轻地离开餐桌；组织幼儿擦嘴洗手，安静活动 15 分钟后午睡；打扫并整理活动室。

3. 饮水

托幼机构应培养幼儿主动饮水的习惯，确保幼儿每天饮用足够的水。幼儿每千克体重饮水量分别为：1 ~ 3 岁，110 ~ 155 毫升；3 ~ 6 岁，90 ~ 110 毫升。但注意剧烈活动后需等幼儿身体恢复平静再喝水。水温以滴在成人手背上不烫为宜；水杯、水杯箱（架）、水桶要按规范进行消毒；指导幼儿饮水前先洗手，取放水杯时，抓好杯把；水杯箱（架）宜用清洁的布帘遮挡；确保水杯箱（架）上的标签完好。

4. 盥洗

盥洗能使幼儿养成爱清洁、讲卫生的好习惯。盥洗应使用流动水，毛巾、杯子要专用，每天消毒。寄宿制托幼机构应根据季节安排幼儿洗头、洗澡、洗脚，定期剪指甲、理发等。托幼机构要培养幼儿饭前便后洗手、手脏时洗手、早晚刷牙的习惯。

5. 如厕

托幼机构应有计划、有步骤地培养幼儿的排便习惯，不强制幼儿大小便，不应让幼儿蹲或坐得时间过长，严禁以坐盆惩罚幼儿。对不小心尿湿裤子或床的幼儿应予以理解，不要指责。要及时提醒幼儿如厕，避免因憋尿、憋便而导致的排尿困难、感染或便秘。对中、大班幼儿，可教其便后擦拭的方法。日常仔细观察幼儿的运动量、饮食情况、饮水量，结合这些因素及时发现幼儿的排便异常。做好盥洗室日常的清洁和消毒工作。

6. 睡眠

幼儿年龄越小，需要的睡眠越多。一般托班幼儿要有 13～14 小时，小班和中班幼儿要有 12～13 小时，大班幼儿要有 11～12 小时。

（1）睡前准备：睡前不做剧烈运动，提醒幼儿排尿，检查幼儿的衣袋，防止将小物品带到床上玩耍造成安全隐患；寝室需保持适宜的温度和湿度，空气良好，光线适宜，室内安静，寝具舒适，以保证幼儿高质量的睡眠；注意保持幼儿轻松愉快的情绪，不批评或恐吓幼儿；对体质弱、动作慢或年龄小的幼儿可让他们提前睡觉，而精力旺盛、体质好的幼儿则可稍晚一些。

（2）睡觉时的管理：逐渐教会幼儿自己穿、脱衣物，把脱下的衣物叠好，按脱下时的顺序放在固定的地方，脱下的衣物多少可根据室温而定。掌握幼儿排尿的规律，并及时提醒；在幼儿睡觉过程中，注意观察被子是否盖好、睡姿是否正确等；发现有突发疾病的幼儿，要及时处理。

7. 离园

幼儿离园（所）时，组织幼儿安静活动，提醒幼儿洗手、洗脸，检查其是否穿好衣服和鞋袜；引导幼儿清理自己的物品并将幼儿交给家长；向家长告知幼儿当天的情况。之后，将室内打扫干净，关闭电源，关好门窗。

三、幼儿教学活动中的卫生与保健

1. 创设良好的教学环境

教学环境应依据活动需要和幼儿年龄特点创设。无论是室内还是室外的教学活动，在活动前都要检查环境与设施设备的安全，发现并处理潜在危险，避免意外事故发生。为了丰富教学环境，可以为幼儿创设分区活动的场所。创设环境时要随着季节的变化调节活动室的温度，特别是夏季和冬季；户外教学活动需注意夏季避暑、冬季防寒；活动区域的光线、色彩、温度、湿度、通风、防尘应适宜。教学材料应符合卫生学的要求。

2. 教学过程的卫生要求

（1）合理安排教学时间。根据不同年龄幼儿有意注意时间的长短，确定一节课的时间，以免幼儿疲劳。例如，一般小班 15 ~ 20 分钟、中班 20 ~ 25 分钟、大班 25 ~ 30 分钟，托班时间应更短。

（2）科学安排教学内容。教学内容的选择以促进幼儿健康为前提，以促进幼儿全面发展为目标。内容选择应符合幼儿身心发展特点，为幼儿所熟悉，能引起幼儿的兴趣。

（3）采用合适的教学方法。由于幼儿的无意注意占优势，知识经验贫乏等，教学应符合幼儿学习的特点，多为幼儿提供动手操作和探究的机会。

（4）让幼儿保持正确的姿势。幼儿脊柱还没有定型，不良坐姿很容易造成幼儿驼背、脊柱侧弯，要指导幼儿保持正确姿势，也要避免肌肉疲劳。

3. 主要教学活动中的卫生与保健

（1）阅读。阅读时间不宜太长，每次持续 10 ~ 20 分钟为宜。阅读时，书本不要平放在桌面上，应与桌面有一定的角度，以免引起眼和颈部肌肉的疲劳。幼儿读物应符合卫生要求，且应经常整理并消毒。

（2）绘画和书写。幼儿绘画、写字持续的时间不宜过长，一般不宜超过 10 分钟。绘画和书写时所用的铅笔、蜡笔或其他用具应无毒、安全。在绘画和书写时，要逐步训练幼儿掌握正确的书写姿势和握笔方法。

（3）唱歌。要选择适合其年龄特征的、音域合适的歌曲，太高或太低的音域都会使幼儿感到困难，造成声带疲劳。唱歌时的环境应保持空气清洁、湿润，温度不低于 18℃。唱歌前，室内应预先开窗通风，并且清扫地面，避免尘埃被吸进呼吸道。冬季不要安排户外唱歌，也不能在唱歌后立即进入寒冷的空气中，以免发生呼吸道炎症。唱歌时应保持正确的姿势，最好采取站姿，以保持胸腔和膈肌的充分活动。幼儿持续唱歌的时间不宜过长，一般以 4 ~ 5 分钟为宜；唱歌一段时间后应稍事休息，避免长时间地大声唱歌或喊叫。当咽喉部疲乏或有炎症时，应禁止唱歌。

四、幼儿游戏活动中的卫生与保健

1. 幼儿游戏的重要性

游戏是幼儿的基本活动。幼儿除了睡眠和饮食，几乎所有的活动都是游戏。游戏也是一种积极的身体活动，幼儿在游戏中不但能使身体随时保持最佳的舒适状态，而且能产生愉快的情绪体验。游戏可以满足幼儿认知发展的需要。游戏是幼儿与人交往的媒介，幼儿能从中体验并形成最初的人际关系，通过自己的行为对环境产生影响。游戏是幼儿的权利，《儿童权利公约》《幼儿园工作规程》等都对幼儿游戏的重要性进行了阐述。

2. 合理安排幼儿游戏活动的卫生要求

托幼机构为幼儿安排的游戏活动时，应至少符合以下卫生要求。

（1）时间适宜。若活动时间过短，则幼儿不能尽兴。但游戏活动时间过长，幼儿容易疲劳。因此，游戏活动的时间应根据幼儿的年龄、托幼机构的实际情况、季节、天气等因素综合考虑。

（2）场地适宜。幼儿的游戏活动应被安排在通风良好、空气新鲜、采光或照明良好、活动空间较大的地方进行。一些活动量大的游戏，应尽可能安排在户外进行。另外，游戏场地应保持清洁，可根据需要提前洒水、拖湿地板等。

（3）材料适宜。托幼机构不仅要为幼儿提供足量的游戏材料，而且材料的种类也应丰富多样，特别是结构化程度较高的游戏材料。当然，游戏材料过多会减少幼儿间的分享与合作，对其社会性交往产生负面影响。

（4）机会均等。游戏活动中，保教人员应尽量为每一名幼儿提供均等的参加游戏的机会，使每一名幼儿都能在同一时间、同一范围内选择自己所喜爱的游戏，使幼儿有主动选择的过程体验，这对于幼儿有重要意义。

（5）保障安全。幼儿对于游戏过程中可能存在的安全隐患缺乏控制能力，托幼机构务必提前做好安全隐患的排查工作，避免游戏活动中发生意外。例如，要提前检查大型玩具是否有螺丝松动、棱角突出的问题，场地是否过于湿滑，周围有无危险物等。

五、幼儿体育活动中的卫生与保健

幼儿的体育活动应采取丰富有趣的形式，如早操活动、体育教学活动、户外体育活动等。

幼儿体育活动
的意义及卫生
和保健原则

（1）早操活动。这里的早操活动，是做操和晨间其他体育锻炼活动的总称。其活动的形式大多为集体活动（如集体做操等）和自选活动（如利用运动器械，尤其是利用各种小型器材进行小型多样的体育游戏和活动）相结合的方式。在天气晴好的情况下，早操活动通常要求在户外场地上进行。如遇雨天等，可在教室内做操，或

在走廊开展体操和小型游戏活动。活动时间约为半小时，且要求每天都按时进行。

（2）体育教学活动（或称体育课）。体育教学活动通常采用集体（全班或小组）教学活动的方式，在无特殊情况（主要指下雨或天气过热、过冷）下，要求在户外场地上进行。体育教学活动并非每天都进行，如在幼儿园，各年龄班的体育教学活动一般每周安排 1～2 次，并大多采用游戏的方式进行。体育教学活动一般分为开始部分、基本部分和结束部分。开始部分可组织幼儿排队、简要说明本节课的主要内容，做一些活动量不大的游戏。基本部分主要是学习新内容或复习已学过的内容。一般来说，新内容教学安排在课的前半部分，同时注意练习与休息交替进行。结束部分主要是放松肌肉，使身体由运动状态恢复到相对安静状态，有组织地结束本次课。体育教学活动中，教师起组织、示范与观察指导的作用，最终都要落实为幼儿的活动，同时教学中还要渗透对幼儿思想品德和性格的教育。

（3）户外体育活动。户外体育活动一般并不强调活动组织的严密性，保教人员在其中起间接指导的作用。从活动形式和内容上分析，早操活动中部分活动实际上是这里所指的"户外体育活动"的组成部分（可以称为"晨间户外体育活动"），但户外体育活动在时间的安排上更为灵活，其活动形式更加多样，活动内容也更为广泛。在正常情况下，户外体育活动必须在托幼机构户外场地上进行。如遇特殊情况，可利用室内专门的体育活动区域，如室内海洋球池、感觉统合训练室等，或专门的室内体育活动场地进行活动，并确保每天活动的时间。户外体育活动更能发挥幼儿活动的积极性、主动性和创造性，也更有利于保教人员因材施教。

知识小测

一、单项选择题

*1.（　　）有利于幼儿进餐。

A. 幼儿吃饭时有陌生人出现

B. 催促幼儿进餐

C. 餐室内安静，同时轻声地播放轻松的音乐

D. 教师聊天

*2.（　　）的幼儿可以提前进入睡眠室，提前睡觉。

A. 体弱 　　　 B. 精力旺盛 　　　 C. 不喜欢睡 　　　 D. 体质好

二、判断题

1.晨检时检查幼儿的衣袋主要是为了检查幼儿是否带手绢。　（　　　）

2.游戏活动时间应根据幼儿年龄、托幼机构实际、季节、天气等因素综合考虑。　（　　　）

三、填空题

*1.及时发现幼儿大小便的异常，应做到注意当日幼儿的_____、_____、_____及当日的_____，结合这些因素及时发现幼儿的排便异常。

2.幼儿活动量的大小可通过在活动中观察幼儿的_____、_____、表情、_____状况、_____等情况来判断。

第五节　托幼机构的健康教育

问题情境

　　5月20日是"中国学生营养日"，阳光幼儿园的教师利用五颜六色的水果、蔬菜摆出各种造型，并在制作过程中让幼儿了解各种水果、蔬菜的营养价值，引导幼儿不挑食、偏食，拒绝浪费，树立健康的饮食观念。托幼机构对幼儿健康教育的内容有哪些？托幼机构健康教育的对象，除了幼儿还有哪些？

一、托幼机构的健康教育概述

1.主要目的

托幼机构健康教育的主要目的是通过有计划地对托幼机构工作人员、幼儿家长（或其他监护人）、幼儿传播健康知识，达到更新健康观念、改善日常行为和周围环境、培养幼儿良好健康行为的目的。

2.基本要求

（1）根据时代发展，结合托幼机构实际，明确健康教育目标，制订健康教育计划，保证计划可实施，结果可评价。

（2）健康教育的内容应多样，包括膳食营养、心理卫生、疾病预防、儿童安全以及良好行为习惯的培养等。

（3）健康教育的形式应多样，要依据不同目标人群不同采取不同的形式，包括举办健康教育课堂、发放健康教育资料、设置宣传专栏、提供咨询指导、举办开放日活动等，以确保健康教育的效果。

（4）做好健康教育记录，注意收集健康教育效果的信息反馈，定期对健康教育的结果进行评估，如相关知识知晓率、良好生活卫生习惯养成、幼儿健康状况等，并据此不断改进健康教育的内容和形式。

二、对工作人员的健康教育

托幼机构要对工作人员进行健康教育。一是制定培训制度，包括教师培训制度、保健与保育人员培训制度、炊事人员培训制度等，使各人员心中有数。二是定期组织工作人员参加多种形式的健康教育活动，更新卫生保健知识，提升工作人员业务素养。例如，教师学习重点为健康教育活动的组织与实施，保育员学习重点为日常卫生技能、物品卫生消毒技能及幼儿护理技能。三是托幼机构工作人员健康教育要采取多种形式，包括讲座、讨论、座谈、观摩学习及岗位竞赛等。四是托幼机构要结合培训或日常工作考核要求，对各人员工作进行考核，针对发现的健康教育问题及时进行指导，对出现的问题进行反思，以便对培训做出调整。

同时，托幼机构要对工作人员的健康给予更多关注。在每年职工体检结束后针对发现的慢性病、传染病等开展知识讲座，宣传产期保健相关知识等。同时，托幼机构应适时开展工作人员心理问题的干预工作。

三、对家长的健康教育

在幼儿的卫生与保健方面，家长和社区是托幼机构重要的合作伙伴。保证幼儿家长掌握正确的健康知识与技能，更有助于幼儿健康地成长。

1. 家长健康教育的主题

家长健康教育的主题应与托幼机构整体健康教育进度相一致，以保证幼儿在园内接受的健康指导及健康习惯在家庭中得到延伸。

2. 家长健康教育的主要形式

（1）家长会/家长信。这是最为普遍的家长健康教育方式，内容通常包含一般的卫生保健要求，如晨检、体检制度，免疫及隔离制度等。此类健康教育方式覆盖面广，家长接受程度高，但对于特殊幼儿的个性化问题难以面面俱到。托幼机构应积极利用每学期的家长会，或针对特殊群体采用家长信等方式进行常规制度和知识的宣教。

（2）个别访谈。个别访谈的时间可以选择在晨检、离园或其他时间，但应避免周围有其他不相关的人员在场。个别访谈一般针对幼儿个性化的问题进行，如肥胖、消瘦、视力低常、不良卫生习惯等。访谈人员应尽量多地了解幼儿在园各项情况，避免单一地围绕问题访谈，要让家长感受到托幼机构对幼儿的关注，提高家长的配合度。

（3）宣传栏/宣传册。托幼机构的宣传栏或向家长发放的宣传册是卫生保健健康教育的重要途径，此种途径的内容应与班级健康教育主题相一致。为了吸引家长主动关注，内容应为家长较为关注的问题，形式应避免大段的文字表达，可以更多地选择图片、幼儿照片或亲子照片等来表达。

（4）家长开放日。家长开放日可以让家长更好地了解自己孩子在托幼机构的学习与生活情况，可以通过对比让家长了解其他幼儿的情况，从而更加了解幼儿的生活与卫生习惯的培养目标，在获取新的健康理念的同时，能更加支持托幼机构各项工作的开展，达到家园共育的目的。

（5）网络。有些幼儿园有了自己的网络平台，部分托幼机构进一步开发了手机应用软件、微信公众号等移动网络平台。通过网络信息推送，家长能实时了解卫生保健的最新理念，以及培养幼儿的方法与技巧。

（6）社区服务。时代的发展促使托幼机构必须主动与社区密切合作，自觉树立主动服务社区的思想。托幼机构走进社区，能直接为社区居民提供更多的育儿指导。

四、对幼儿的健康教育

1. 幼儿健康教育的内容

幼儿健康教育的内容多种多样，包括良好的生活与卫生习惯、生活自理能力、安全教育、情绪教育、营养教育、性别教育、环境与健康等。

2. 幼儿健康教育的形式

（1）健康教育课。健康教育课是幼儿健康教育的常见方式，健康教育课的主体为教师，教学教案中应有与卫生保健计划相一致的健康教育主题。

（2）游戏。将健康教育的内容融合在游戏中，可以更好地激发幼儿的参与兴趣。健康教育方面的游戏编制应注意趣味性、竞技性和实用性。例如，对幼儿牙齿的健康教育，可以开展"细菌大作战"等相关的游戏。

（3）儿歌。幼儿喜欢跟着儿歌的音乐节奏律动，把生硬的要求改为朗朗上口的儿歌，幼儿记忆更快速、印象更深刻。

（4）其他形式。托幼机构还可结合实际，采取组织幼儿讲故事、角色表演、演练演习，或者增加墙饰等形式对幼儿进行健康教育。

知识小测

一、单项选择题

*1. 幼儿园应建立健全健康检查制度，健康检查的对象应包括新入园的幼儿、在园的幼儿以及（   ）。

第七章知识导图

A. 幼儿园的教师　　　　　　　　　B. 毕业的幼儿

C. 幼儿园中的全体工作人员　　　　D. 幼儿的父母

2. 保教人员对家长进行个别访谈时，不能（   ）。

A. 在晨检时进行　　　　　　　　　B. 有其他不相关人参与

C. 针对幼儿个性化的问题进行访谈　D. 在离园时进行

二、判断题

1. 托幼机构对工作人员进行健康教育，就是对幼儿保健知识相关的教育。　　　　　　　　　　　　　　　　　　　　　　　　（　　）

2. 家长开放日主要是为了让家长了解自己孩子的短处。　（　　）

三、填空题

1. 托幼机构的健康教育应制订计划，并保证计划可_____，结果可_____。

2. 在幼儿的卫生与保健方面，_____和_____是托幼机构重要的合作伙伴。

实训活动：托幼机构卫生保健工作观察

活动目的

通过对托幼机构卫生保健工作的观察，了解托幼机构的卫生保健工作。

活动准备

纸、笔。

第七章
学海拾贝链接

第七章
知识小测参考
答案

✅ 活动过程

1. 到一家托幼机构参观，了解其所服务幼儿的年龄范围、规模。

2. 了解托幼机构的卫生保健相关制度。

3. 观察托幼机构的内部布局，绘制整体布局示意图。

4. 通过对托幼机构幼儿一日生活的观察，记录托幼机构的卫生消毒工作及幼儿各项活动中卫生保健的主要工作。

5. 整理观察记录，写下参观托幼机构卫生保健工作的感受。

参考文献

[1]《0～3岁婴幼儿托育机构实用指南》编写组. 0～3岁婴幼儿托育机构实用指南[M]. 南京：江苏凤凰教育出版社，2019.

[2] 侯莉敏. 幼儿保育与教育学[M]. 北京：北京师范大学出版社，2018.

[3] 康松玲，许晨宇. 0～3岁婴幼儿抚育与教育[M]. 北京：北京师范大学出版社，2016.

[4] 李静，李旭. 学前儿童卫生与保育[M]. 长沙：湖南大学出版社，2015.

[5] 郦燕君，方卫飞. 学前儿童卫生保健[M]. 3版. 北京：高等教育出版社，2019.

[6] 刘凤英，戴南海. 学前儿童卫生与保育[M]. 长沙：湖南大学出版社，2020.

[7] 芦爱军. 幼儿园保育[M]. 北京：机械工业出版社，2020.

[8] 潘建明，成军，文萍. 幼儿照护职业技能教材：基础知识[M]. 长沙：湖南科学技术出版社，2020.

[9] 人力资源和社会保障部教材办公室. 保育员：初级[M]. 北京：中国劳动社会保障出版社，2015.

[10]人力资源和社会保障部教材办公室. 保育员：中级[M]. 北京：中国劳动社会保障出版社，2015.

[11]人力资源和社会保障部教材办公室. 保育员：高级[M]. 北京：中国劳动社会保障出版社，2015.

[12]邵小佩，邹霞. 0～3岁婴幼儿保育与教育[M]. 北京：人民邮电出版社，2017.

[13]史慧静. 学前儿童卫生与保育[M]. 上海：复旦大学出版社，2018.

[14]王庭槐. 生理学[M]. 9版. 北京：人民卫生出版社，2018.

[15]王卫平，孙锟，常立文. 儿科学[M]. 9版. 北京：人民卫生出版社，2018.

[16]乌焕焕，李焕稳. 0～3岁婴幼儿教育概论[M]. 北京：北京师范大学出版社，2019.

[17]宣兴村. 学前儿童卫生与保健[M]. 长春：东北师范大学出版社，2017.

[18]杨玉红，裴保河. 0～6岁婴幼儿常见病识别及应对[M]. 南昌：江西高校出版社，2021.

[19]杨玉红. 学前儿童卫生与保育[M]. 天津：南开大学出版社，2015.

[20]张静，张艳娟. 托幼园所保教工作入门[M]. 上海：华东师范大学出版社，2020.

[21]张兰香，潘秀萍．学前儿童卫生与保健[M]．3版．北京：北京师范大学出版社，2023．

[22]张兰香．0 ~ 3岁婴儿保育与教育[M]．北京：北京师范大学出版社，2017．

[23]中国就业培训技术指导中心．保育员：基础知识[M]．2版．北京：中国劳动社会保障出版社，2010．

《托儿所幼儿园卫生保健管理办法》

《托儿所幼儿园卫生保健工作规范》

《托育机构保育指导大纲（试行）》

《托育机构婴幼儿伤害预防指南（试行）》

《幼儿园工作规程》

《7岁以下儿童生长标准》（WS/T 423-2022）

全国职业院校技能大赛介绍（2023年）

全国职业院校技能大赛题目参考——婴幼儿保育